運動治心

心血管疾病自我修復新解方

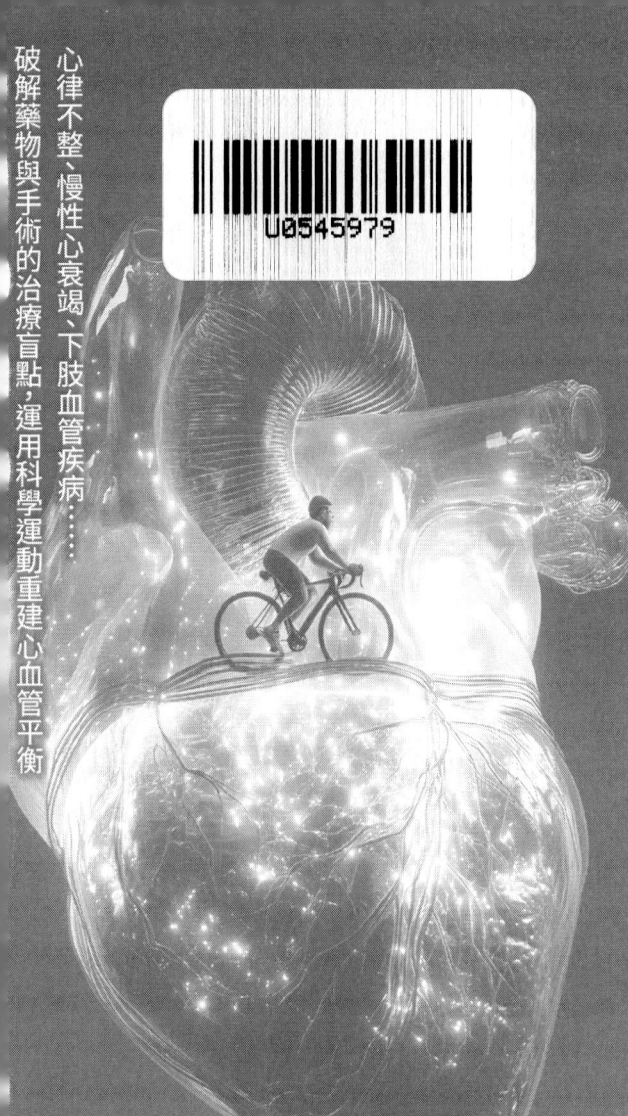

心律不整、慢性心衰竭、下肢血管疾病……
破解藥物與手術的治療盲點，運用科學運動重建心血管平衡

張紅超，陳霞 主編

拒當靜態病人，心血管疾病的「運動治療」！
醫學實證 × 個人化處方……

以運動為核心的新醫學模式，
全面解析從慢性心病到高風險患者的自我療癒可能

目 錄

- 內容簡介　　　　　　　　　　　　　　　005
- 序一　　　　　　　　　　　　　　　　　007
- Preface　　　　　　　　　　　　　　　 009
- 序二　　　　　　　　　　　　　　　　　011
- 序三　　　　　　　　　　　　　　　　　013
- 前言 ── 生病的心臟如何重生？　　　　 015
- 第 1 章　揭開心血管運動治療的真面貌　023
- 第 2 章　運動與心血管系統的科學連結　113
- 第 3 章　打造屬於你的運動處方　　　　185

目錄

第 4 章　運動療法在臨床上的實際應用　219

後記　289

參考文獻　293

內容簡介

運動有益健康的理念深入人心,對於健康族群,多數的運動項目是安全有益的,但對於心血管疾病的患者,盲目運動不但達不到治療效果,反而增加風險。

本書作者綜合各國針對運動與心血管疾病的前瞻性研究,從心血管疾病的評估方法入手,研討運動治療計畫的建立,透過實踐經驗與實際案例,建立指導運動的基本方法和原則,注重實際應用,讀者可以根據評估表進行自我評估。希望讀完此書,讀者可以在運動與心血管疾病方面,建立精準認知,學會科學評估,加強自我健康管理。

內容簡介

序一

　　心血管疾病的運動療法是一種規範的治療方式，並逐漸成為心血管疾病治療過程中的專業性推薦，證據明確。對於病情穩定的患者，可以在醫生的建議下，在居家舒適的環境下進行運動治療。而對於病情重或者病情比較複雜的患者，一定要根據醫生嚴格指定的方式進行運動。本書的出版是各個相關專業人士共同智慧融合的結果，是一本應用性很強的運動治療指導用書。本書一定會幫助讀者走上科學的康復之路，謹此強烈推薦。

　　祝賀！

格雷格・路易斯

美國哈佛大學醫學院副教授，醫學博士，

哈佛醫學院心肺運動實驗室主任，

哈佛醫學院移植中心主任

序一

Preface

Exercise based cardiac rehabilitation has multiple, proven benefits for the patients with coronary artery disease. Exercise therapy has become a standard therapy for the treatment of coronary artery disease across the world. It is increasingly recommended by professionals. While exercise therapy for patients with severe coronary artery disease should be performed under the guidance of medical professionals, many patients can reap the benefits of the exercise therapy in the comforts of their own homes by following professional instructions. This publication is a product of a comprehensive collaboration between professionals in related fields, it is a highly applicable sports rehabilitation instruction book. This book will surely help readers on the path towards recovery, and I strongly recommend it without reservations.

Congratulation!

Greg Lewis, MD

Associate Professor of Medicine Director,

Cardiopulmonary Exercise Testing Laboratory Medical

Preface

Director,

Transplantation Program Massachusetts General Hospital,

Harvard Medical School

序二

　　把運動作為一種治療心血管疾病的方法，從原理上進行闡述，這樣的醫學文獻並不多見。現代的醫療體系可以挽救大量的心血管疾病患者，但是，隨著臨床醫療的不斷深化以及疾病種類的演變，使我們越來越深刻地理解，持續合理的生活管理、生活方式非常有益，大量的基礎研究和臨床實證都顯示運動對於心血管疾病的防治有著不可低估的作用，此領域已經是近年來國際間研究的重點。

　　本書作者團隊，有來自心血管疾病治療的專家、有體育活動醫學專家、有基礎醫學研究專家，他們分別從不同的角度介紹運動的重要性、運動方法的理論重點、運動的指導評估路徑。不僅大眾化，而且以知識體系的形式介紹了運動保護心血管健康的機制及原理。這種跨學科融合式著作，不僅適合多數心血管疾病患者閱讀，還可以為第一線臨床和科學研究工作者提供新的想法。

　　在內容部分，本書修正了一些運動在心血管疾病應用中的失誤，重視人文心理學因素，具有豐富的整體健康觀念。用新的視野解讀運動治療方法，並且提出一些新的看法供醫

序二

學界和民眾進一步探究。良好的互動性有利於輕鬆閱讀，深入理解。希望作者團隊不止於此，繼續努力，順應整體健康發展趨勢，形成一個專科性研究方向。

劉德培

序三

張紅超教授是我的學術合作夥伴，他嚴謹認真鍥而不捨，喜歡挖掘問題的本質，就是這一股「衝勁」促成了此書的誕生。

張紅超教授是一名出色的心血管外科專家，他既能站在醫學專業的角度，又能回到生命科學的本源，研究運動對心血管疾病的影響。在這個獨特的視角下，為心血管疾病患者的運動治療給予專業化科學性的指導，為想運動但不知道如何運動的人提供方法，為不想運動但必須運動的人培養興趣、樹立信心。

2003年張紅超本人罹患嚴重急性呼吸症候群（SARS），因病況嚴重使用了呼吸機和大量類固醇，康復早期曾出現過嚴重併發症，17年來他堅持運動，依靠良好的自我健康管理能力和科學的運動設計，體力一步步恢復，不僅沒有影響正常的生活和工作，而且還多次出國深造學習，並經常指導病友進行個別化運動。他的個人生活經驗和工作經驗累積在一起，是一筆寶貴的財富。時值COVID-19疫情之重，相信此書內容對多數復原中的患者將大有裨益。

序三

從整體醫學角度,運動醫學是現代醫學的一個研究方向,此書邀請各領域的專家參與編寫,無論是在理論上還是在實踐上都有重要作用,對心血管疾病運動治療學科的發展具有重要意義。

羅敏敏

前言 ── 生病的心臟如何重生？

世界衛生組織（WHO）指出，全球每年約有 1,800 萬人死於心血管疾病。從這個驚人的數字中可以想像，心血管疾病對人類生活品質所造成的影響，更可以看到由此產生的重大的社會負擔。

人類對心血管疾病研究與治療投入大量的心力，挽救了很多人的生命，但是，真正從根源上讓人擺脫心血管疾病痛苦的情況卻很少。因此為心血管疾病「除根」、使心臟重生成了很多人的「夢想」！

首先談一談藥物：世界上沒有長生不老藥！但人類探索長生不老的努力從來沒有停止，從過去的巫醫巫術、到中國傳統醫學、再到西醫體系、一直到現代分子生物學技術。截至目前，除了一些感染性疾病以外，藥物很難從病理的根源上解決問題，並且近年來檢查過程、用藥引起的醫源性併發症並不少見。而針對心血管疾病，新研發出的藥物非常多，但是，心血管疾病的發病人數卻仍然在增加。

前言—生病的心臟如何重生？

一、藥物治療：
降血脂與抗凝血的雙刃劍

血脂增高是心血管疾病發病的因素之一，降血脂藥物的降血脂功效是有用的，但是，近年來出現兩大問題：一是被個別過度操作、過量使用；二是除了已知的肝損傷、肌溶解問題外，最近發現此類藥物促進衰老、可能誘發糖尿病等問題讓人膽顫心驚。

抗凝血藥物對於預防血管血栓形成的作用是有益的，但是，人體在進化過程中已經形成了完美的止血與抗凝血的平衡，只是在血管內壁不光滑、血液凝血機制被異常啟用，容易導致血栓形成時才需要抗凝血。可是，在尋求更合理抗凝血藥物的過程中，一些商業競爭導致無限誇大抗凝血的作用，一些不必要的藥物過量或者多種抗凝血藥併用而導致的出血病變非常常見。

其次，我們談一談手術治療，一般手術方式包括心導管氣球擴張術、心導管支架置放術和冠狀動脈繞道手術，在血管阻塞的緊急情況下是救急救命的法寶，但是，它僅僅解決了緊急、局部性的問題，並不能逆轉心血管疾病整體病理趨勢。

二、血管支架：
救急有功，治本未足

　　雖然「支架」只是尋求活下去的機會，並不能從根本上治癒疾病。但是，它挽救了很多人的生命，為未來的治療創造了機會。但其中可怕的是過度宣傳支架的「危害」，致使很多人談「架」色變，盲目拒絕支架，導致嚴重後果。因此，必須了解侵入性治療是人類醫學上的重大進步，但是需要科學合理的應用。

　　再者，分析中醫藥與心血管疾病，整體來說，由於心血管疾病的複雜病理過程，在其急性過程中中醫似乎有點力不從心，但是，在慢性過程中，按照西醫的評價標準，許多治療方案證實了中醫與西醫達到同樣的效果。可是，目前還沒有非常確切的固定治療方案廣泛推廣應用。

前言—生病的心臟如何重生？

三、中醫養生：
慢性調理的輔助角色

以中醫方法治療心血管疾病，的確有效。但必需根據患者辨證施治。當前現代科學技術為中醫研究和發展帶來重大機遇。

最後，展望現代生物技術對心血管疾病的貢獻。現代生物學讓我們對細胞及其密切相關的生物因子有了更深入的了解，但是整體而言，仍然停留在辨識階段。

人類對「長生不老」的探尋從來都沒有停止，人類在不斷地改進幹細胞、重組各種生物因子。但是，研究中出現的問題及效果也被不停地質疑，許多蛋白質結構可能與某些重大疾病有關，人體內的各種分子構成了相互依存的量子式網絡，所以企圖用一兩種藥物改變整人體環境是很困難的，甚至會打亂內部平衡，醫學歷史中也曾經出現過許多錯誤用藥的案例。相反，基礎研究的歷史上經常看到每發現一個對人體有影響的新分子結構，起初總是一片歡呼興奮，但是經過多年實證發現，作用僅此而已，反而不良反應會限制其應用的範圍。這就是「點與面」，或者「點與空間的關係」，我們很難從一個點出發來影響一個複雜的平衡系統。

四、幹細胞治療：
潛力與風險並存的新科技

近年來，人們迫不及待地將幹細胞、生物因子應用到臨床中，雖然心臟幹細胞注射已經成為「醜聞」，但是，人們仍然堅信幹細胞應用對人體有益，可怕的併發症不得不讓管理機構嚴加限制。幹細胞能不能藥用？應該有什麼樣的規範？這些問題仍然需要依靠大量的研究數據及資料來回答。筆者的團隊研究顯示，幹細胞衍生物對組織再生更具優越性。可以預測，生物治療很快會出現在後幹細胞時代。

身體的運行也並不是完全不可知，只是人們對某些極其深入的細節還不能精確地掌握，但對人類的整體執行規律已經有了系統的理解。所以，我們有可能透過影響器官整體執行的方法進行介入。這對心血管疾病而言意義更大，因為循環系統是整體性和協調平衡性最強的。

由此可見，基於目前的科學認知，心臟重生的出路就是保證器官的基本形態結構與功能，促進或者啟用人體內在系統的平衡運轉。

因此，想要尋找心臟重生的出路需要了解兩個問題：

前言—生病的心臟如何重生？

(1) 心血管生病的根源

包括遺傳、免疫、感染、外傷、發炎、疲勞、代謝、飲食、精神狀態。在這些因素中，遺傳、免疫是不可控的，感染和外傷是暫時性的，需要積極治療盡量減少後遺症，而發炎、疲勞、代謝、飲食、精神狀態是可以在日常生活中調整改變的。臨床上，心血管疾病的形成往往不是單一因素引起的，導致心血管的病理改變也不是單一的。而運動產生的生理學的變化幾乎可以對抗所有心血管疾病的危險因子，運動治療是自然行為，可以激發人體整體平衡，並且沒有明確的「不良反應」。它是由人類的生活本性決定的，合理的活動是人體器官良性運轉的關鍵環節。

(2) 人體的自身重建能力

心血管健康的本質是循環系統穩定平衡的工作，又與全身形成相互作用，基於人體器官需要，血管間斷地、充分地興奮與放鬆，並保證充分的血液流動和血液環境的穩定。在正常情況下，循環系統有著很強的自我平衡和自我穩定功能。如果循環系統長期處於「短路」、痙攣、血流緩慢、不能及時排除代謝產物，必然造成血管直接性的損傷，其導致的代謝異常又反向損傷血管。一旦危險因子長期作用超過了循環系統的自我平衡能力，心臟與血管系統就會接連出現變化。

理解心血管疾病一定要有動態和整體的觀念，並且要縱向與橫向相互理解和評估，包括疾病發展的進展期與穩定期、急性期與慢性期、代償期與失代償期及系統性和局部性。以冠狀動脈粥狀硬化性心臟病（冠心病）為例，一個有70%的血管狹窄的患者，需要考慮以下問題：①是青年發病還是老年發病，有沒有家族史；②預計病變形成的時間；③致病因素，如糖、脂、發炎因子、C反應蛋白（CRP）、同半胱氨酸、白血球介素-6（IL-6）等是否仍在持續升高；④心臟動力功能是否受損；⑤有沒有腦、腎、下肢血管病變；⑥藥物治療是否完整有效；⑦患者的生存環境是否可以改變；⑧受試者自我管理能力如何。全面理解這些問題後，我們才可能系統地、個別化地治療心血管疾病。

　　既往我們重視運動對心血管疾病的預防，對於其治療作用不夠重視。運動有益心血管系統健康，在預防階段要求不高。但是，隨意的運動對於已患有心血管疾病的族群，至少對其中的一部分族群是有風險的。反之，科學的運動方案對一些心血管疾病可以達到治療作用，或者說對心血管疾病某些階段有極其重要的治療作用。我們以慢性心臟衰竭（慢性心衰竭）為例，慢性心衰竭的患者，如果「風平浪靜」地生活，長期生存沒有問題，但是，社會上會有各種刺激，如感染、勞累、生氣等，這些因素會引起慢性心衰竭患者心臟功能的急性惡化，甚至導致死亡。所以心衰竭患者的心臟儲備

前言—生病的心臟如何重生？

能力是近年的研究重點，合理適量的運動可以大幅提高心衰竭患者的心臟儲備能力。

運動治療的應用已經從高血壓治療和生活調理，發展到危重患者的臨床應用。臨床實證中的確有很多患者透過自己的運動鍛鍊，控制了血壓，逆轉了冠心病、慢性心衰竭的過程，從而獲得長期生存。美國對運動治療心血管疾病的基礎研究成為重點，最近美國國家衛生研究院（National Institutes of Health，NIH）組織多家大型醫療機構啟動運動對心血管疾病的治療機制。

目前為止，運動療法並沒有真正地發揮其應有的「神奇」作用。原因在於它需要正確的方法指導，要經過一段時間才能顯現出效果，並需要以良好的自我管理能力為基礎，更需要依賴良好的社會、家庭，以及工作環境。由此可見，針對心血管疾病建立一個知識體系十分重要，並逐漸建立社會指導機構，形成一個使心血管疾病患者受益的社會治療環境。最終把運動變成有據可循、有法（方法）可依、有地可問的自我治療「良方」。

張紅超

第 1 章

揭開心血管運動治療的真面貌

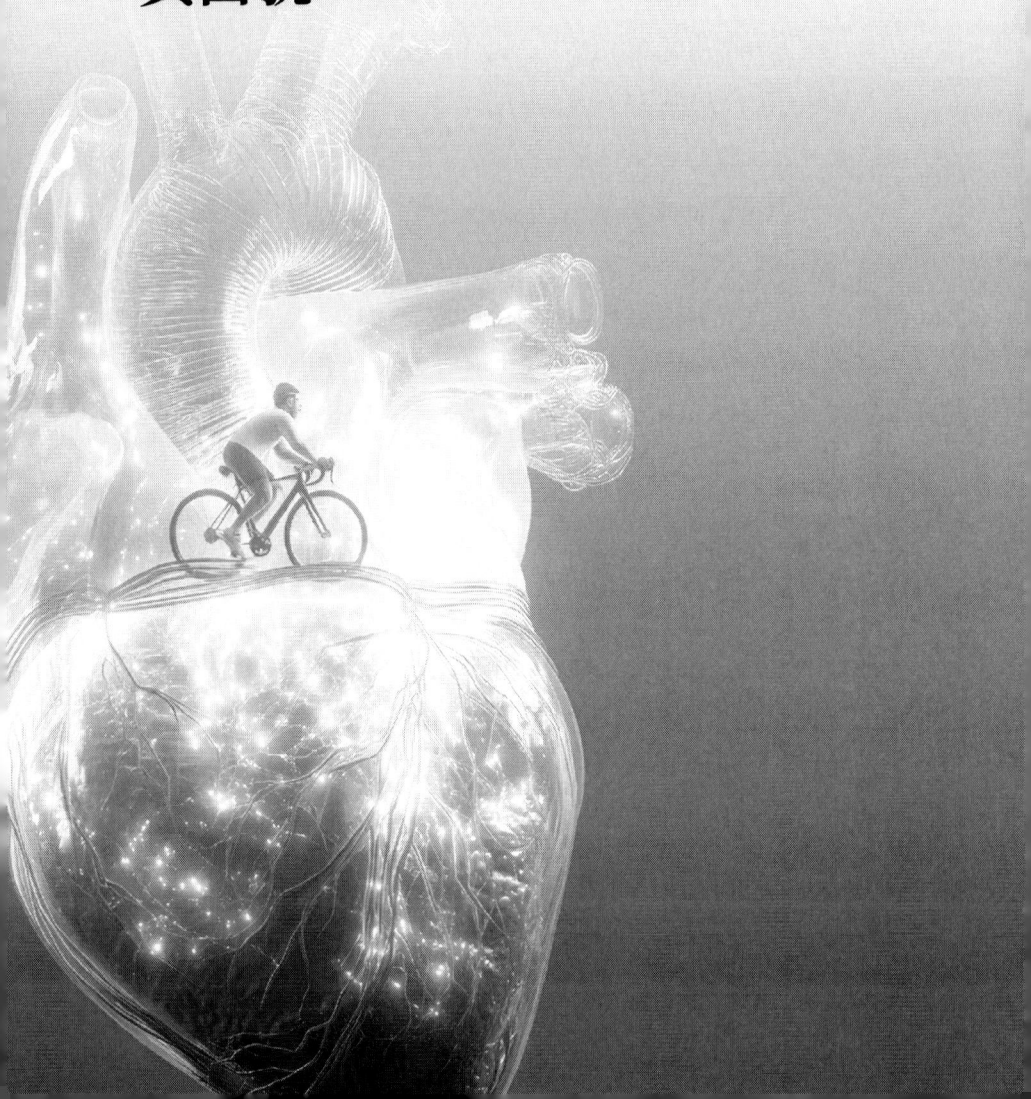

第 1 章　揭開心血管運動治療的真面貌

1.1　運動療法的定位與適用範圍

心血管疾病仍然是人類健康的第一殺手。心臟病已成趨勢，據世界衛生組織統計，全世界每年死於心血管疾病者，占全球死亡人數約 32%。所以，守護好我們的心臟是重要的健康主題，我們必須向社會推廣兩項知識：對於健康族群，如何合理預防心血管疾病的發生；而對於心血管疾病的患者，如何更好地與病共存。要做好以上兩點，除了進行健康檢查，依靠先進的醫療技術，合理飲食，戒菸控酒，宣導急救技術和緩解精神壓力等，運動療法對心血管疾病的預防與治療同樣具有正向的作用。

1.1.1　運動療法是心血管疾病治療過程中的重要環節

近年來，以先進的醫學影像技術為基礎的外科技術、侵入性治療及電生理檢查技術得到了顯著的發展，使得先天性心臟病、冠狀動脈粥狀硬化性心臟病（冠心病）、周邊血管疾病、心臟瓣膜疾病、心律不整的治療得到比較理想的效果，提升患者的存活率和生活品質。但這些結構性的治療方法，並未在病理機轉上治療心血管疾病。因此，從某個角度

來看,並非「根治」,所以進一步維護或延緩病理過程的綜合治療仍然十分必要。現有藥物也大幅提高了心血管疾病治療的安全性,並且可行性強,有一定的預防作用,但是,目前沒有哪一種藥物可以在源頭上對心血管疾病予以根治,並且藥物的不良反應表現得越來越突出,比如肝損傷、性功能障礙、水腫、腎功能衰竭、牙齦增生、出血等。隨著對運動療法的理解不斷深入,運動已經不僅僅是人們健身的基本方法,也已經成為治療心血管疾病的必要方式。

1.1.2　運動療法不同於運動健身與運動競技

　　人民的健康處於國家優先發展的策略地位,人民的健康是民族昌盛和國家富強的重要象徵,政府除了需要全方位關注人民的健康,不僅是關注疾病族群,還要關注健康族群、有健康危險因子的族群、出現早期症狀的族群、以及病後的復健和對老年人的關懷。但是,大量的媒體宣傳及健康產業化的概念,容易讓民眾混淆整體健康、體育活動、運動復健、運動治療之間的區別。全民健身運動以社會為基礎,以提高國民整體身體功能為目的;體育活動著重在提高運動能力和興趣;運動康復目前主要關注在肢體協調能力,恢復自立生活能力等方面。心血管疾病的運動療法則是需要在個別化指導下的運動、對心臟功能的準確評估、不斷地調整運動的負荷、藥物配合、一些必要的監測警報設備等。

1.1.3　運動療法在預防心血管疾病的應用

　　心血管疾病發病的年輕化，與國家的快速發展而健康普及相對落後有一定的關係。從病理生理的角度來看，很多心血管疾病如果早期預防、科學評估預警，是可以避免或者延緩發病的。運動可以直接或者間接消除心血管疾病發病的高危險因子，以下所列前 8 條都是公認的經過運動治療可以解決的。另外，運動能力的準確評估也可以避免競技運動導致的心因性猝死。如隱性惡性心律不整、心肌症、動脈瘤、馬凡氏症候群等。

　　(1) 肥胖。

　　(2) 高血脂。

　　(3) 代謝異常。

　　(4) 心血管功能失調。

　　(5) 焦慮。

　　(6) 胸悶、呼吸困難。

　　(7) 失眠及睡眠呼吸中止症候群。

　　(8) 脊柱功能障礙（脊柱關節韌帶功能不良）。

　　(9) 體育競技心血管功能狀態評估（透過評估，減少心血管意外的發生）。

1.1.4 運動療法在心血管疾病康復及長期生存中的應用

　　心血管疾病患者進行合適的運動，是一個非常有益的療法，但又是非常複雜的治療。由於心血管疾病種類繁多，患者的疾病程度、性別、年齡以及併發症存在差異，所以，顯然不行用一個固定的表格或者套餐來概括運動療法的內容。對於心血管疾病的運動療法，最為關鍵的是：對心血管系統及相關系統做出全面、精確的評估。所以，一般的體育教練、健身教練都不可能完成這項任務。必須依靠經驗豐富的心血管專科醫師，並依賴專業的檢查設備。常見的心血管疾病有以下幾類。

　　(1)冠狀動脈心臟病（冠心病）：心絞痛、心肌梗塞、心室壁瘤、缺血性心肌症。

　　(2)侵入性或冠狀動脈繞道手術後。

　　(3)心臟衰竭。

　　(4)心律不整：心房顫動、室性心律不整。

　　(5)合併腦中風、周邊血管病變。

　　(6)合併慢性阻塞性肺病（COPD）。

　　(7)動脈瘤及主動脈剝離。

　　(8)靜脈疾病治療前後。

1.1.5 提高運動主動性：
為什麼說健康是一種能力

社會各界都在倡導健康的生活方式，道理大家都聽得懂，也會做。但是無論是主觀原因還是客觀原因，真正長期堅持卻是少數，做到科學運動的又是少之又少。因此實現精確運動療法就更加困難。所以，培養運動的主動性，或者說提高健康的能力，也是運動治療成功的關鍵因素之一。目前的健康能力（追求健康、保持健康的能力）多數是被病情折磨下建立的，付出了健康的代價。健康能力與學歷、地位、經濟能力、智力、性別既有一定關係也不完全相關。其決定因素有認知能力、自控能力、醫學常識、心理健康程度等。所以作為運動治療的決策制定者，讓治療對象清楚地理解到自己病情的狀況、病理機轉、科學研究進展狀況、運動的預期療效，其次是結合治療對象的實際身體條件、家庭社會人文環境推薦行之有效的運動模式，達到自己可控、可理解、自願、有興趣，從而能長期堅持運動的目的。

（張紅超）

1.2 為什麼心血管疾病需要運動療法？

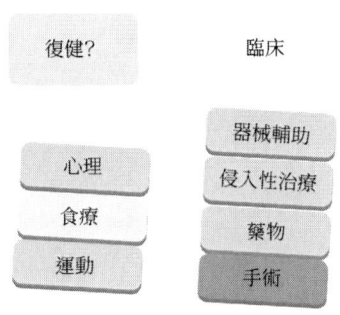

圖 1.2.1 臨床治療替代不了復健

人類從未停止過追求健康長壽。巫術、巫醫、靈丹妙藥伴隨著整個人類文明，直到今天的基因編輯、人造胚胎仍然被極力推崇，人類仍然在生命面前仰首渴望。人們一方面探索生命的極限，另一方面在探索改善個體生命品質的方法。人類對於疾病的探討可以說是無窮無盡，發現的疾病還沒有完全攻克，新的疾病群又出現，比如腫瘤、愛滋病、嚴重急性呼吸症候群（severe acute respiratory syndrome，SARS）等。當現有的醫療方式及思維在現代科技的輔助下得以發展，人們更加注重急症、危及生命的疾病，而對於疾病的本質研究很有限。同時，醫療本身帶來的負面作用越來

第 1 章　揭開心血管運動治療的真面貌

多，藥物毒性、X 射線損傷、顯影劑不良反應、外科術後形體欠缺、過度醫療等。不可否認，現代醫學對人類健康的重大作用。但是，臨床技能的作用被過度放大，而整體治療被忽視，預防和復健治療方式更是被明顯淡化。見圖 1.2.1。近年來，隨著精準醫療、微創醫療概念的提出，人們理解到了現代醫療的創傷和不良反應，同時，中醫的辨證思維得以再次推崇。

總之，人們對醫學有了一些新的理解。

(1) 不能過度誇張現代醫學的治療效果；

(2) 對健康預防的重視程度進一步提高；

(3) 理解到社會所引導的「整體健康」的概念，對人類整體健康程度的意義；

(4) 更重視物理方法、運動、心理學治療、營養等對健康的效能；

(5) 更加重視健康管理，更加明確健康管理的長期性，更重視健康的自我管理。

整體健康理念的倡導下，體育熱潮、健身熱潮、減肥熱潮、運動熱潮遍及人民生活之中，這是好事。但隨之也出現一系列問題，且不說運動傷害的問題，由運動引起的猝死或者嚴重的心血管事件也非常多見。究其原因人們沒有弄清楚體育競技、體育活動、健身運動、運動復健、運動療法的區別，目前也沒有明確的指導性教材或者機構對參與者進行指

1.2 為什麼心血管疾病需要運動療法？

導,專科運動指導更是罕見。

顯而易見,科學健身、精準運動治療是非常有益的,反之則有害。現有的運動醫學或者運動復健主要關注肢體功能恢復和對疾病的預防。人類已經逐漸理解到,運動對心血管疾病有重要的預防作用,這是重大的進步。但是,對於已經發生心血管疾病的族群,簡單隨意地選擇運動是危險的、有害的,因此,如何用科學的方法、科學的定量、科學的監測進行運動指導,達到對心血管疾病的近、遠期治療作用,需要建立一個系統的心血管疾病運動療法體系。

由於心血管系統是運動能力的核心器官,心血管疾病必然限制運動的能力,盲目的運動必然有潛在的風險,從實踐中看,選擇適量的、與心血管功能狀態相適應的運動方法,對心血管疾病的康復和遠期生存有重大意義。以目前心血管疾病的發生率來看,建立心血管疾病運動療法體系是心血管疾病治療現狀所必需的。

心血管疾病盛行率及死亡率仍處於上升階段,由於人口高齡化與人口增長,2010～2030年心血管疾病患病人數每年上升幅度將超過50％,高血壓、膽固醇以及糖尿病的增長趨勢導致心血管的發生數將額外增長23％。今後10年內心血管疾病患病人數仍將快速增長。

以下是各個心血管疾病近幾年的發展趨勢,這些資料更有力地說明了開始心血管疾病運動治療的必要性。

1.2.1　腦血管疾病

2003～2015年腦血管疾病的死亡率呈上升趨勢。腦中風發生率、盛行率、死亡率分別為246.8／10萬人年、1114.8／10萬人年、114.8／10萬人年。在患病病例中，缺血（IS）占69.6％，出血性中風（ICH）占23.8％，蜘蛛網膜下腔出血（SAH）占4.4％，不明原因中風（UND）占2.1％；發病病例中，IS占77.8％，ICH占15.8％，SAH占4.4％，UND占2.0％。中風倖存者中最常見的危險因子前三位是高血壓（88％）、吸菸（48％）和飲酒（44％）。

1.2.2　冠心病

2002～2015年急性心肌梗塞（AMI）死亡率整體呈上升趨勢，男性AMI標準化發生率（78.5／10萬～56.6／10萬）高於女性（50.3／10萬～31.8／10萬）。標準化標準化

1.2.3　心律不整

根據研究資料統計，2016年植入心臟節律器的數量比2015年增長11.1％（73,080例 vs. 65,785例）；心臟節律器適應症與2015年比較無明顯變化，仍以心搏過緩為主：其中病竇症候群的比例為48.9％，房室傳導阻滯的比例為

38.3%，非心搏過緩適應症心臟節律器植入患者占12.8%左右；雙腔心臟節律器占比近69%。

近年來植入式去顫器（ICD）植入量呈持續增長趨勢，年增長率保持在10%以上。2016年心臟再同步化治療（CRT）較2015年和2014年分別增長15.1%和29.3%。心臟再同步化節律器（CRT-D）的植入比例也逐年增長。2010～2016年導管消融手術持續快速增長，年增長率為13.2%～17.5%。

1.2.4　心衰竭

回溯性研究顯示，心衰竭死亡率呈逐年下降趨勢。

1.2.5　肺血管疾病

≥ 40歲族群之COPD盛行率為7.3%，隨著年齡的增長盛行率逐漸升高。而肺栓塞的發生率為0.1%。

1.2.6　心血管畸形

根據相關資料統計，2010～2017年先天性心臟病侵入性治療的數量為181,926例，其中2016年達到26,698例。

1.2.7　慢性腎臟病

慢性腎臟病（CKD）盛行率調查顯示，CKD 的總盛行率為 10.8%。年齡（高齡）、性別（女性）、高尿酸血症、腦血管疾病（CVD）、高血壓、高膽固醇血症及吸菸是老年 CKD 的獨立危險因子。

1.2.8　周邊動脈疾病

下肢動脈粥狀硬化性疾病（LEAD）是中老年人常見的疾病。LEAD 的主要病因是動脈粥狀硬化，30% 的腦血管疾病患者、25% 的缺血性心臟病患者並存 LEAD。

頸動脈粥狀硬化性疾病：43～81 歲組頸動脈超音波斑塊的檢出率為 60.3%（男性 66.7%，女性 56.2%）；頸動脈斑塊主要分布在頸動脈膨大部；不同年齡組的檢出率：＜55 歲組為 53%、55～69 歲組為 64%～69%、70～74 歲組為 79%，≥ 75 歲組為 80%。

腎動脈狹窄是中老年動脈粥狀硬化常見的周邊血管表現，動脈粥狀硬化導致的腎動脈狹窄占 81.5%，其中 ≥ 40 歲患者，腎動脈粥狀硬化性狹窄占所有病因的 94.7%。

從心血管疾病的發病危險因子同樣可以看出：運動方法都可以預防和予以改善。以下是近年的發病趨勢，從以下資

1.2　為什麼心血管疾病需要運動療法？

料同樣可以看出開始規範運動療法對心血管疾病防治的重要性。

1) 高血壓

研究報告顯示，2012 年，≥ 18 歲居民高血壓盛行率為 25.2%，高血壓患病人數為 2.7 億；盛行率男性高於女性，並且隨年齡增加盛行率顯著增高。高血壓的知曉率、治療率和控制率：報告顯示，2012 年，≥ 18 歲族群高血壓的知曉率、治療率和控制率高於 1991 年和 2002 年的調查結果，尤其是控制率程度明顯提高。

2) 血脂異常

根據報告顯示，2012 年，≥ 18 歲族群血清總膽固醇（TC）、三酸甘油酯（TG）數值均較 2002 年明顯增高。≥ 18 歲族群血脂異常的盛行率分別為 18.6%、34.0% 和 40.4%，10 年間成人血脂異常盛行率大幅上升。整體男性高於女性。≥ 18 歲族群血脂異常知曉率、治療率和控制率分別為 31.0%、19.5% 和 8.9%；男性均低於女性，知曉率 30.12% vs. 31.84%、治療率 18.9% vs. 20.01% 和控制率 7.27% vs. 9.67%。

3) 糖尿病

成人糖尿病標準化發生率為 10.9%，男性高於女性（11.7% vs. 10.2%）；老年人、都市居民、經濟發達地區、

超重和肥胖者糖尿病盛行率較高;糖尿病前期檢出率為35.7%,老年人、超重／肥胖族群以的糖尿病前期檢出率較高。糖尿病知曉率為 36.5%,治療率為 32.2%,治療控制率為 49.2%;老年人、女性和都市居民知曉率和治療率較高,相對年輕的患者和都市居民治療控制率較高。糖尿病患者的全因死亡率顯著高於無糖尿病者,糖尿病增加了缺血性心臟病和腦中風風險,也增加了慢性肝病、感染、肝癌、胰腺癌、女性乳腺癌和生殖系統癌症死亡風險。心血管疾病死亡風險增加尤為突出。

4)代謝症候群

≥ 18 歲成人代謝症候群的盛行率為 33.9%,有代謝症候群的人患 CVD 的風險增加 3 倍。

（張紅超）

1.3 心血管運動療法的醫學獨特性

運動療法、運動復健、體育活動，三者是不同的運動概念。運動復健是模糊的全科概念，鼓勵自主活動，經驗因素多，體育活動更注重健康、疾病預防、形體美感、競技能力，不關注心血管適應能力，甚至挑戰承受極限，有心血管損傷的風險。運動療法是把運動當作一種治療方式，目的是促使疾病復原，而心血管疾病運動療法是專門針對心血管疾病治療的方法體系。

在心血管領域，相對於心血管疾病運動療法，我們可以統稱其他運動方式為運動健身，前者需要依據病情制定個別化方案，以治療為目的，後者以維持器官的健康狀態為目的。如圖 1.3.1 所示。

體育活動具有強身健體、娛樂的功能，另外還有教育、政治、經濟等屬性。也可以說所處的歷史階段不同，體育就具有不同的功能，但是自從體育產生以來，強身健體及其娛樂一直是體育的主要功能。體育是一種複雜的社會文化現象，以身體活動為基本方式，增強體質、促進健康及其培養人的各種心理特質為目的。尤其是隨著社會經濟的發展，人們的生活水準提高，對精神方面的需要也不斷提高。人們對

第 1 章　揭開心血管運動治療的真面貌

於體育的理解不只局限於強身健體方面，還希望透過參與體育活動得到更多的精神享受。生活水準越高，人們越是注重體育的精神層面價值。另外，體育也有助於培養人們勇敢頑強的性格、超越自我的品格、迎接挑戰的意志和承擔風險的能力，有助於培養人們的競爭想法、合作精神和公平觀念。體育是人類社會發展中，根據生產和生活的需要，遵循人體身心的發展規律，以身體練習為基本方式，達到增強體質，提高運動技術水準，進行觀念品德教育，豐富社會文化生活而進行的一種有目的、有理念、有組織的社會活動，是伴隨人類社會的發展而逐步建立和發展起來的一個專門的科學領域。

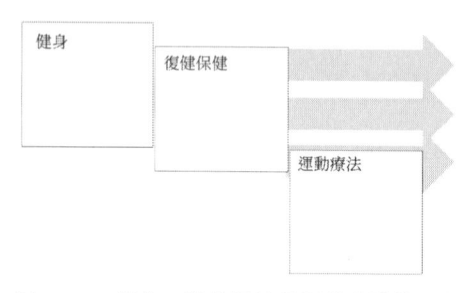

圖 1.3.1　健身、復健保健與運動療法的關係

運動療法也稱醫療體育，是利用人體肌肉關節運動，以達到防治疾病、促進身心功能恢復和發展的一種方法。是指利用器械、徒手或人體自身力量，透過某些運動方式（主動或被動），使其獲得全身或局部性運動功能、感覺

1.3 心血管運動療法的醫學獨特性

功能恢復的訓練方法。復健醫學所要解決的最常見問題是運動功能障礙，因此運動療法已成為復健治療的核心治療方式。也就是運動復健。著重進行軀幹、四肢的運動、感覺、平衡等功能的訓練，包括：關節功能訓練、肌力訓練、有氧訓練、平衡訓練、易化訓練、移乘訓練、步行訓練。如運動療法是促使兒童腦性麻痺復健的重要方式之一。運動療法的目的包括：

(1) 控制肌肉的異常張力，緩解或增強其張力。

(2) 牽張短縮的肌肉和肌腱，擴大關節活動範圍、增強肌肉的肌力和活動的耐力、改善異常的姿勢、運動模式，促進正常姿勢、運動模式的發育。

(3) 提高平衡能力和運動的協調性。

(4) 進行運動功能的再訓練，改善神經肌肉功能。

(5) 透過訓練刺激，改善心臟、肺臟、肝臟等臟器的功能。

心血管疾病運動療法不同於其他運動方法，臨床上，越來越多的患者與醫師已經理解到，運動對心血管疾病治療的重要意義，但是，又往往把運動療法與其他專科運動復健、體育活動混為一談，盲目指導，效果往往適得其反。因此，很有必要深入研究心血管疾病運動療法的一些特點。現將其特點總結如下：

第1章　揭開心血管運動治療的真面貌

（1）心血管疾病運動療法是一種質控性的運動。與競技運動和社會體育活動有本質的區別。心血管疾病運動療法必須遵循循序漸進的原則。

（2）心血管疾病運動療法更重視小負荷累積、靜態運動、柔性運動和伸展展運動。

（3）心血管疾病運動療法更注意個別化方案的制定。

（4）比較嚴重的心血管疾病的運動療法必須有治療前的嚴格評估、治療中的再評估和動態監測以及必要的血液生化檢查。

（5）心血管疾病運動療法更注重運動的激發力和思維模式的放空。強調達到器官充分放鬆、愉悅的狀態。

（6）心血管疾病運動療法更強調它的目的性：①直接強化心肺功能；②減輕體重；③改善代謝；④改善組織供氧；⑤改善微循環；⑥減少血栓形成。

（7）心血管疾病運動療法最關鍵的一點是必須依賴專業指導，而不是盲目地推測。從某種程度上講，運動療法的指導醫師需要有更高的專業知識水準和評估能力。同時也需要人員優質、設備優良的團隊。

（張紅超　陳霞）

1.4 常見的錯誤與迷思：為什麼運動效果打折？

誤解 1：工作生活中的活動量夠大了，運動沒有必要

勞動不等於運動。勞動和運動雖然都有熱量消耗，但是，運動要求精神放鬆，達到身體器官協調，身心愉悅，循環系統充分開放，並且透過汗液排出一些代謝產物。

誤解 2：我有心律不整，不能運動

心房顫動主張運動、室性心律不整要有別。單純原發的心律不整少見，所以一定要尋找原因，根據原因制定運動方案。一般情況下，對於心房早期收縮、非快速心房顫動、穩定型心室早期收縮、有心臟節律器保護者，根據情況進行運動治療是有益的。

誤解 3：心臟衰竭就不能運動

運動對心衰竭的心臟儲備能力更有意義。穩定的慢性心衰竭通常沒有直接生命危險，多數在感染、勞累、情緒波動、外傷等情況下誘發了急性心衰竭而產生生命危險，所以在專業醫師指導下，在心衰竭穩定期增加一些心臟儲備能力，對延長心衰竭患者壽命非常有益。

第1章　揭開心血管運動治療的真面貌

誤解 4：到植被豐富的地方就是有氧運動

到植被豐富的地方活動還達不到有氧運動的標準。植被豐富的地方空氣淨化、溼化理想，空氣含氧量可能稍有提高，但並沒有達到有氧運動的標準。相反高山地區空氣會更加稀薄，並且要注意過敏、溫度變化引起的呼吸道痙攣。所以不能過度誇大到風景旅遊區活動對心血管疾病的作用。

誤解 5：每天步行幾萬步效果不明顯

每天步行幾萬步沒達到人體器官興奮狀態。經常步行一定對身體有益，但是，經常運動的朋友下肢肌肉發達，導致心血管對運動的反應會降低，精神注意力沒轉移、沒達到身體器官需求的負荷運動，所以可以增加上肢運動，或者改變運動形式。

誤解 6：經常運動為什麼還得心肌梗塞？

有可能因為沒經過科學評估，或沒有按照運動處方運動。血管疾病由多種因素決定，對於已經有血管病變基礎的，一定要在專業指導下合理運動，太過激烈或不適當運動方式可能誘發心肌梗塞。一些從事運動的專業人員後期停止運動，更容易發生心血管疾病。

誤解 7：我有關節病變，不適合運動

可以藉助手杖、外骨骼，或者選擇特殊運動方式。無論

1.4 常見的錯誤與迷思：為什麼運動效果打折？

是原發或者運動傷害引起的膝關節病變都是導致運動治療終止的原因。只要知道運動的多種形式和運動工具，繼續保持運動是沒有問題的。

誤解 8：心肺功能都不好，不宜運動

可以選擇有氧運動，攜氧或者高濃度氧艙。選擇季節、地域適度的地方進行體能訓練，有利於減少併發症的發生，有條件的可以攜氧運動或在高濃度氧艙運動，效果更好。

誤解 9：下肢動脈狹窄活動後疼痛，不宜運動

此種情況適宜運動療法。運動療法是治療下肢缺血性疾病早期非常有效的方法，可以有效促進側支循環建立，增加組織耐缺氧能力，減慢甚至逆轉血管病變。

誤解 10：下肢靜脈血栓或回流障礙，不宜運動

可進行平臥位運動或自黏繃帶固定運動。血液順暢流動是避免血栓形成的最基本條件，有血栓時限制活動是為了預防肺栓塞，但是主要針對血栓部位較高的患者。即使這樣，患者也可以在抬高患肢的情況下活動腳趾做微量活動。對於血栓部位在小腿、已經是陳舊血栓、已經安裝下肢靜脈過濾器的患者，應該鼓勵適當運動，對合併靜脈回流障礙、下肢水腫的患者加用彈性襪、自黏繃帶，可採用平臥位蹬踏動作。

第 1 章　揭開心血管運動治療的真面貌

誤解 11：四肢癱瘓患者不能運動

可結合主動與被動運動，依靠輔具進行運動。四肢癱瘓的患肢血流障礙、感覺缺失會導致不能及時發現外傷、感染、壓瘡，比正常肢體更容易發生血栓。所以，需要結合主動被動運動，必要時依靠輔具促進肢體活動，減少動靜脈血栓形成。

誤解 12：高齡老人活動風險大

選擇適宜的運動形式並注意防護。高齡老人只要條件允許，需要協助活動，這樣可以改善代謝，並且只要維持肌肉強度，就可以明顯減少心臟功能負荷，循環良好是減緩大腦功能衰退的重要因素。

誤解 13：術後患者不宜活動

術後患者盡量創造條件早期活動。早期活動可以促進血流重建、減少血栓形成和乳酸形成。可以明顯提高手術近、遠期效果，減少非心血管系統的併發症。

誤解 14：心肌梗塞以後盡早下床活動

前提是一定要判斷心肌梗塞範圍。大面積急性心肌梗塞，必須保持絕對安靜，活動可能增加心肌梗塞面積，加重心衰竭，促進室壁瘤形成，導致心臟破裂、室間隔穿孔、心

1.4 常見的錯誤與迷思：為什麼運動效果打折？

室顫動等，但不是絕對不動，可以做翻身、深呼吸、挪屁股、腿部肌肉用力、勾腳等活動。

誤解 15：放了過濾器活動就不腫了

二者不相關。過濾器的作用是預防肺栓塞，下肢已經形成的血栓仍需要抗凝血劑、血栓溶解劑進一步治療，不過，如果有了過濾器的保護，可以在過濾器的保護下進行血栓抽吸、溶解、加大患肢活動量，促進血栓治癒。

（張紅超）

1.5 運動類型、等級分類與熱量消耗全解

由於運動形式多種多樣,運動器材種類繁多並且不斷更新,因此,很難準確的分類所有的運動。整體而言,運動的分類方法非常多,作為運動治療的種類也比較混亂,目前還沒有專門針對心血管疾病運動治療的分類方法。常見的運動分類方法見表 1.5.1。

表 1.5.1 運動分類方法

分類標準	類別
動力來源	1. 主動運動:隨意、助力、抗阻力運動 2. 被動運動
能量消耗	1. 放鬆性運動 2. 力量性運動 3. 耐力性(有氧)運動
肌肉收縮形式	1. 等長運動 2. 等張運動:向心性、離心性 3. 等速運動

運動的結果不僅受運動的種類、類型影響,同時也受受試者自身的情況影響,如性別、年齡、運動基礎、疾病情況及分期、體重、飲食習慣、生活習慣及職業特點等。以熱量

1.5 運動類型、等級分類與熱量消耗全解

消耗為例，運動消耗人體內多少熱量取決於多方面因素：①性別：同樣的運動，男性消耗的熱量比女性多，因為男性的基礎代謝率比女性高得多。②體重：同樣的運動，體重重的人消耗的熱量比體重輕的人多。③運動項目：不同的運動及強度，運動量各不相同，消耗的熱量也有很大差異。④運動環境：不同的運動場地、氣溫、運動氣氛都會影響人體的代謝程度。至今，運動與健康還有很多領域需要進一步研究探討，也是近年來國際間研究的重點之一。下面介紹幾個最常用的運動治療概念性的方法，以利於理解運用。最主要和最基本的運動方式，主要用於心血管、呼吸、內分泌等系統的慢性疾病的復健和預防，提高心血管、呼吸、內分泌等系統的功能。

1.5.1 耐力性（有氧）運動

耐力性（有氧）運動是保持全面身心健康、保持理想體重的有效運動方式。有氧運動的項目有：步行、慢跑、走跑交替、上下樓梯、游泳腳踏車、室內功率腳踏車、步行車、跑臺、跳繩、划船、滑水、滑雪、球類運動等。

(1)耐力性（有氧）運動的運動強度：運動強度是指單位時間內的運動量，即運動強度＝運動量／運動時間。而運動量是運動強度和運動時間的乘積，即運動量＝運動強度 ×

運動時間。運動強度可根據最大攝氧量的百分比、代謝當量、心率、自覺疲勞程度等來確定。

①最大心率的百分比：在運動測定中常用最大心率的百分比來表示運動強度，通常認為提高有氧適能的運動強度宜採用 70％～85％最大心率（HR_{max}），這一運動強度的範圍通常是 55％～70％最大攝氧量（VO_{2max}）。②代謝當量：代謝當量是指運動時代謝率對安靜時代謝率的倍數。1MET 是指每公斤體重，從事 1min 活動消耗 3.5mL 的氧，其活動強度稱為 1MET（1MET=3.5mL/kg/min）。1MET 的活動強度等於健康成人安靜休息時代謝的程度。任何人從事任何強度的活動時，都可測出其攝氧量，從而計算出 MET 數，用於表示其運動強度。在制定運動治療方案時，如已測出某人的適宜運動強度等於多少 MET，即可找出相同 MET 的活動項目。③心率：除去環境、心理、疾病等因素，心率與運動強度之間存在著線性關係。在運動處方實踐中，一般來說達最大運動強度時的心率稱為最大心率，達最大功能的 60％～70％時的心率稱為「靶心率」（target hear rate，THR）或稱為「運動中的適宜心率」，日本稱為「目標心率」，是指能獲得最佳效果並能確保安全的運動心率。為精確地確定各個患者的適宜心率，須做運動負荷試驗，測定運動中可以達到的最大心率或做症狀限制性運動試驗以確定最大心率，該心率的 70％～85％為運動的適宜心率。④運動自覺吃力程

1.5 運動類型、等級分類與熱量消耗全解

度：是博格（Gunnar Borg）根據運動者自我感覺疲勞程度來衡量相對運動強度的指標，是持續強度運動中體力程度可靠的指標，可用來評定運動強度；在制定運動治療方案時，可用來調節運動強度。運動自覺吃力程度分級運動反應與心肺代謝的指標密切相關，如攝氧量、心率、通氣量、血乳酸濃度等。

(2)耐力性（有氧）運動的運動時間：運動時間是指每次持續運動的時間。每次運動的持續時間為 15～60min，通常須持續 20～40min；其中達到適宜心率的時間須在 15min 以上。在計算間歇性運動的持續時間時，應扣除間歇時間。間歇運動的運動密度應視體力而定，體力差者運動密度應低；體力好者運動密度可較高。運動量由運動強度和運動時間共同決定（運動量＝運動強度 × 運動時間），在總運動量確定時，運動強度較小則運動時間較長。前者適宜於年輕及體力較好者，後者適宜於老年及體力較弱者。年輕及體力較好者可由較高的運動強度開始鍛鍊，老年及體力較弱者由低的運動強度開始鍛鍊。運動量由小到大，增加運動量時，先延長運動時間，再提高運動強度。

(3)耐力性（有氧）運動的運動頻率：運動頻率常用每週的鍛鍊次數來表示。運動頻率取決於運動強度和每次運動持續的時間。一般認為：每週鍛鍊 3～4 次，即隔一天鍛鍊一次，這種鍛鍊的效率最高。最低的運動頻率為每週鍛鍊 2

次。運動頻率更高時，鍛鍊的效率增加並不多，而有增加運動損傷的傾向。小運動量的耐力運動可每天進行。

1.5.2 力量性運動

主要用於運動系統、神經系統等肌肉、神經麻痺或關節功能障礙的患者，以恢復肌肉力量和肢體活動功能為主。在矯正畸形和預防肌力平衡被破壞所致的慢性疾病的復健中，透過有選擇地增強肌肉力量，調整肌力平衡，從而改善軀幹和肢體的形態和功能。力量性運動根據其特點可分為：電刺激療法（透過電刺激，增強肌力，改善肌肉的神經控制）、被動運動、助力運動、免負荷運動（即在減除肢體重力負荷的情況下進行主動運動，如在水中運動）、主動運動、抗阻運動等。抗阻運動包括：等張練習、等長練習、等動練習和短促最大練習（即等長練習與等張練習結合的訓練方法）等。也可以分為靜態運動、動態運動、加速度運動。

（1）決定力量練習的運動量的因素：①參加運動的肌肉群的大小：大肌肉群運動的運動量大，小肌肉群運動的運動量小。如：肢體遠端小關節、單個關節運動的運動量較小；肢體近端大關節，多關節聯合運動，軀幹運動的運動量較大。②運動的用力程度：負重、抗阻力運動的運動量較大；不負重運動的運動量較小。③運動節奏：輕鬆的運動節奏其

1.5 運動類型、等級分類與熱量消耗全解

運動量當然較小；過快或過慢的運動節奏其運動量較大。④運動的重複次數：重複次數多的運動量大。⑤運動的姿勢、位置：不同的運動姿勢，位置對維持姿勢和克服重力的要求不同，運動量也不同。

(2) 力量練習的運動強度及運動量：力量練習的運動強度以局部性肌肉反應為準，而不是以心率等指標為準。在等張練習或等動練習中，運動量由所抗阻力的大小和運動次數來決定。在等長練習中，運動量由所抗阻力和持續時間來決定。在增強肌肉力量時，宜逐步增加阻力而不是增加重複次數或持續時間（即大負荷、少重複次數的練習）；在增強肌肉耐力時，宜逐步增加運動次數或持續時間（即中等負荷、多次重複的練習）。在復健體育中，通常較重視發展肌肉力量，而肌肉耐力可在日常活動中得到恢復。

(3) 力量性運動的運動時間：力量性運動的運動時間主要是指每個練習動作的持續時間。如等長練習中肌肉收縮的維持時間通常認為 6s 以上較好。最大練習是負重伸膝後再維持 5～10s。在動力性練習中，完成一次練習所用時間實際上代表動作的速度。

(4) 力量性運動的運動頻率：每日或隔日練習 1 次。

1.5.3 伸展運動和健身操

主要的作用有放鬆精神、消除疲勞，改善體型，防治高血壓、神經衰弱等疾病。伸展運動及健身操的項目主要有：太極拳、保健氣功、廣播體操、醫療體操、矯正體操等。

（1）運動強度和運動量：①有固定動作的伸展運動和健身操的運動量：有固定動作的伸展運動和健身操，如「太極拳、廣播體操」等，其運動量相對固定。如：太極拳的運動強度通常在 4～5MET 或等於 40%～50% 的最大攝氧量，運動量較小。增加運動量可透過增加動作的重複次數或動作的幅度、架子的高低等來完成。②一般的伸展運動和健身操的運動量可分為大、中、小三種。小運動量是指做四肢個別關節的簡單運動、輕鬆的腹背肌運動等，運動間隙較多，通常為 8～12 節；中等運動量可做數個關節或肢體的聯合動作，通常為 14～20 節；大運動量是以四肢及軀幹大肌肉群的聯合動作為主，可加負荷，有適當的間歇，通常在 20 節以上。

（2）伸展運動和健身操的運動時間：成套的伸展運動和健身操的運動時間通常較固定，而不成套的伸展運動和健身操的運動時間有較大差異。如：24 式太極拳的運動時間約為 4min；42 式太極拳的運動時間約為 6min；伸展運動或健

身操的總運動時間由一套或一段伸展運動或健身操的運動時間、伸展運動或健身操的套數或節數來決定。

(3) 伸展運動和健身操的運動頻率：每日 1 次或每日 2 次。

1.5.4　運動治療的進度

一般根據運動處方進行適量運動的人，經過一段時間的運動練習後（6～8 週），心肺功能應有所改善。這時，無論在運動強度和運動時間方面均應逐漸加強，所以運動治療應根據個人的進度而修改。在正常情況下，運動訓練造成體能上的進展可分為三個階段：初級階段、進展階段和保持階段。

(1) 初級階段：指剛剛開始實行定時及有規律的運動時。在這個階段並不適宜進行長時間、次數多和強度大的運動，因為肌肉在未適應運動就接受高度訓練很容易造成損傷。所以，對於大部分人來說，最適宜採取強度較低、時間較短和次數較少的運動處方。例如選擇以緩步跑作為練習的運動員，應該以每小時 4km 的速度進行，而時間和次數則應依自己的體能而調節，不過每次的運動時間不應少於 15min。

(2) 進展階段：指經過初級階段的運動練習後，心肺功能已有明顯的改善，而改善的進度則因人而異。在這個階段，一般人的運動強度都可以達到最大攝氧量的 40%～85%，運動時間亦可每 2～3 週加長一點。

(3) 保持階段：在訓練計畫大約進行 6 個月之後開始。在這個階段，心肺功能已達到滿意的水準，而他們亦不願意再增加運動量。只需要保持這個階段的訓練，這時，可以考慮將較為刻板沉悶的運動訓練改為一些較高趣味的運動，以避免因沉悶放棄繼續運動。

1.5.5 靜態運動

靜態運動指在身體相對靜止狀態中，藉助按摩道具被動進行的物理運動。它透過筋骨挪移及肌肉的伸展、擠壓、揉捏、捶打等動作，達到刺激肌肉深層組織、內臟及腺體神經等作用，促進血液循環、調節新陳代謝、消耗積壓脂肪、啟用衰老細胞，從而使人體發生良性變化。這種運動形式對心血管疾病運動療法有非常重要的意義。

1.5.6 運動適配度

一個科學的運動方案要考慮運動量、運動頻率、運動週期、運動基礎、類型、年齡、疾病背景、心肺功能等諸多因

1.5 運動類型、等級分類與熱量消耗全解

素。但是，這個方案並不是最終結果。其結果要考慮患者的接受度、舒適度以及運動的治療預期，這就是運動方案的適配度。雖然目前沒有實際的分級方法，但是適配度越高、運動方案越好。反之應該及時調整方案，甚至調整指導專業團隊。針對心血管疾病運動治療的複雜性和生活環境的多樣性，我們不可能針對所有患者制定固定同一個運動治療方案，甚至不可能為同一類患者制定一個治療方案，所以我們反向思考，按照受試者對運動治療的目標需求來制定 Horn 心血管疾病運動需求分層。依照該分層方法，提出如表 1.5.2 建議：

表 1.5.2　Horn 心血管疾病運動需求分層

運動需求層次	運動建議（按照最輕量建議）
第一層：改善循環，避免壓瘡	助力翻身、被動運動
第二層：增加代謝，輕度增加心肺循環	伸展運動和健身操
第三層：增加肌肉力量，增加心肺儲備功能	非競技的球類運動、仰臥起坐、伏地挺身等
第四層：強化體力，全血管興奮，充分放鬆	游泳、球類競賽等
第五層：規律健身常態化，全負荷運動	平板支撐、健身房運動
第 N 層：精神思維轉移運動法	書法、繪畫等投入興趣，需要集中精力完成的活動

（陳霞）

第 1 章　揭開心血管運動治療的真面貌

1.6　有氧與無氧運動對心臟與全身的影響

現代社會心血管疾病盛行率逐年增加，心血管疾病在每年死亡人數中占很大比重。而體力活動缺乏是心血管疾病的重要獨立危險因子，規律的運動可降低心血管疾病發生率和死亡率，越來越多的人理解到運動是預防心血管疾病發生和促進心血管疾病康復的重要而有效的方式。運動作為康復的主要方式之一，在心肌梗塞、心絞痛、隱性冠心病、冠狀動脈繞道手術後和冠狀動脈氣球擴張術後等心血管疾病復健過程中得到廣泛的應用。

1.6.1　心血管疾病運動治療處方概述

心血管疾病患者進行復健運動必須制定運動處方，與藥物處方一樣要謹慎對待。運動處方包括運動形式、運動強度、運動時間、運動頻率等內容。運動處方是復健運動訓練的指導原則，據此來指導患者進行有目的、有計畫的科學運動，增強體能、促進健康、減少疾病的復發和發展、達到最佳的生理效應，並確保安全地進行運動訓練。

1.6　有氧與無氧運動對心臟與全身的影響

在制定運動處方之前,必須進行體檢,以確定運動者的身體健康狀況,檢查疾病的種類和性質,有無運動禁忌症等,體檢時應著重於心肺功能和運動器官功能的檢查。根據體檢結果和運動基礎,安排適當的運動形式和運動量。

1)心血管疾病復健的運動形式

依照目前關於運動與心血管疾病的研究成果來看,有氧運動和力量訓練是心血管疾病患者運動形式的良好選擇,建議心血管疾病患者的最佳運動方案為有氧運動與間歇力量性訓練相結合,可產生心血管適應、減輕不適症狀、提高運動耐力和肌力、改善生活品質。有氧運動是心血管疾病患者復健的重要基礎,其中最有效的有氧運動是運用大群肌肉完成持續或間歇的運動。有氧運動項目以中、低強度的節律性運動為好,可選擇步行、登山、慢跑、腳踏車、游泳、划船、太極拳、爬樓梯,以及全身肌肉都參與活動的中等強度的有氧體操,如醫療體操、健身操等。還可適當選擇娛樂性球類活動,如槌球、保齡球、羽毛球等。而力量性訓練,包括常規的舉啞鈴、彈力帶訓練和提供不同速度和阻力的器械運動,心血管疾病患者力量訓練時阻力強度為輕度或中度。

2)心血管疾病復健的運動強度

運動強度是運動處方中最重要的因素,運動強度可運用幾種方式安排,最常用的包括最大攝氧量(VO_{2max})、靶心

率（THR）、運動自覺吃力程度（RPE）、最大肌力百分比（％1RM）。多數情況下是透過心率間接推測患者攝氧量。

（1）最大攝氧量：採用最大攝氧量的百分比來表示運動強度時，60％～80％ VO_{2max} 是理想的運動強度。超過80％ VO_{2max} 的運動，不僅運動效果不佳，而且對心臟儲備能力差的人是危險的，也有研究顯示，高強度間歇性訓練較中等強度訓練對心血管疾病患者更有益。低於50％ VO_{2max} 的運動對老年人和心臟疾病患者是適宜的。心血管疾病患者運動時的運動強度以中等強度為宜，即等於40％～60％ VO_{2max}，以心率表示則運動時有效心率範圍為最大心率（HR_{max}）的50％～70％。

（2）靶心率：靶心率是指運動時應該達到的心率範圍，計算THR的替代方法是使用儲備心率（HRR）等式。第一步，計算最大心率（MHR），用220減去年齡。第二步，測定靜止心率（RHR）。第三步，計算儲備心率。HRR是MHR減去RHR。THR是訓練強度（TI）（通常為60％～80％）與HRR的乘積再加上RHR。THR=（MHR-RHR）×TI+RHR；最大心率（MHR）=220-年齡；儲備心率（HRR）=MHR-RHR（心率：次／分鐘；年齡：歲）。不同年齡族群的靶心率與運動強度、最大攝氧量的對應關係見表1.6.1。

1.6 有氧與無氧運動對心臟與全身的影響

表 1.6.1　不同年齡族群的靶心率與運動強度、最大攝氧量的對應關係

運動強度	最大攝氧量(%)	靶心率（次／分）				
		20～29歲	30～39歲	40～49歲	50～59歲	60歲以上
較大	80	165	160	150	145	135
	70	450	145	140	135	125
中等	60	135	135	130	125	120
	50	120	125	115	110	110
較小	40	110	110	105	100	100

引自：王廣蘭，王亞寧·最佳運動療法 [M]·長沙：湖南文藝出版社，2000·

(3) 運動自覺吃力程度：運動自覺吃力程度（rating of perceived exertion，RPE），由博格（Borg）設計了 15 級分類表（表 1.6.2）。RPE 是根據患者運動時主觀感受的程度確定運動強度的方法，患者最容易使用，尤其適用於心血管疾病患者家庭和社區復健訓練。15 級分類表的主要優點是將 RPE 乘以 10 即為該用力程度的心率（次／分鐘）。

表 1.6.2　RPE 的 15 級分類

級別	6	7	8	9	10	11	12	13	14	15	16	17	18	19	20
RPE		非常輕		很輕		有點累		稍累		累		很累		非常累	

引自：王茂斌，曲鐳·心臟疾病的康復醫療學 [M]·北京：人民軍醫出版社，2000·

第 1 章　揭開心血管運動治療的真面貌

開始運動時，心血管疾病患者按照一定的心率和 RPE 程度的運動強度運動，掌握了心率和 RPE 之間的對應關係後，就可利用 RPE 來調節運動強度和修訂運動處方。

RPE ＜ 12（輕度），40%～60%最大心率；

RPE=12 ～ 13（中等），60%～75%最大心率；

RPE=14 ～ 16（重度），75%～90%最大心率。

RPE 是非常實用的工具，尤其是對測量脈搏感覺不準確者，主要包括心律不整患者（心房顫動、心房撲動）以及需使用藥物控制心率的患者。RPE 可在不干擾有氧運動的同時，有效而準確地評估。

（4）最大肌力百分比（% 1RM）：對於需要復健的心血管疾病患者，力量訓練強度用占最大力量（1RM）的百分比表示。最大力量需在制定訓練計畫之前的測試中完成。1RM 表示人體僅能完成一次的負荷重量。受試者只抵抗該阻力一次就會感到疲勞。對於青少年、小孩、老人、高血壓或心臟病患者，1RM 測試有較高的危險性，因此臨床常使用低限阻力測試的值 10RM 預測最大負荷量。一般未經訓練者 10RM 約為 1RM 重量的 68%，受過運動訓練後，新的 10RM 則為新的 1RM 重量的 79％。下面為推算 1RM 的計算公式：未受訓練者 1RM=1.554×10RM 重量 -5.181；受訓練者 1RM=1.172×10RM 重量 +7.7704。對於心血管疾病患者，我

1.6 有氧與無氧運動對心臟與全身的影響

們可透過 10RM 測試換算出 1RM 的值。近年冠心病患者的力量訓練強度＜40% 1RM，以 30%～40% 1RM 肌力為宜。

3) 心血管疾病復健的運動時間

每次運動前應做 5～10min 的準備活動，運動後至少 5min 的放鬆活動。心血管疾病患者運動時間開始階段可稍短，每次 5～10min，以後隨身體器官對運動逐步適應，運動時間逐漸延長。每次運動持續時間 20～60min，有利於達到提高心血管系統功能和有氧工作能力的效果。運動時間長短與運動強度成反比，運動強度越低，需要的運動時間越長；運動強度較大時，運動時間應相應縮短。對於病情輕、年齡小、體力好的患者，可採用較大強度、短時間運動，而老年人和肥胖性心血管疾病患者採用強度較小、持續時間較長的運動較合適。

4) 心血管疾病復健的運動頻率

心血管疾病復健的有氧運動頻率以 3～5 次／週為宜，實際需視運動量的大小而定，如果每次的運動量較大，可採取隔天 1 次的運動，如果每次運動量較小且患者體能較好，每天堅持運動 1 次最為理想。但對下肢有骨關節疾病的心血管疾病患者，為避免對下肢過度負荷，可採取隔天 1 次的運動。心血管疾病力量訓練復健頻率為每週至少 2 次，每次力量訓練的間隔應該在 48h 以上。

1.6.2 有氧運動的基本方法及
　　　其對心血管疾病患者身體器官的影響

1）有氧運動的概念

有氧運動也稱為全身耐力訓練，是指採用中小運動強度、大肌群、動力性、週期性運動，以提高人體器官氧化代謝和運動能力的訓練方式，廣泛應用於各種心血管疾病復健、各種功能障礙者和慢性病患者的全身活動能力訓練以及中老年人的健身鍛鍊中。

2）心血管疾病有氧運動的適應症和禁忌症

（1）心血管疾病有氧運動的適應症：陳舊性心肌梗塞、穩定型心絞痛、隱性冠心病、輕度—中度原發性高血壓、輕度慢性充血性心衰竭、心臟移植手術後、冠狀動脈氣球擴張術後、冠狀動脈繞道手術後等。

（2）心血管疾病有氧運動的禁忌症：心血管功能不穩定的疾病。

①未控制的心衰竭或急性心衰竭、嚴重的左心室功能障礙。

②血液動力學不穩定的嚴重心律不整、心室性心搏過速、多源性心室早期收縮、快速型心房顫動、三度房室傳導阻滯等。

1.6 有氧與無氧運動對心臟與全身的影響

③不穩定型心絞痛、漸強型心絞痛。

④近期心肌梗塞後非穩定期、急性心包炎、心肌炎、心內膜炎。

⑤嚴重而未控制的高血壓、急性肺動脈栓塞或梗塞、確診或懷疑為主動脈瘤、嚴重主動脈瓣狹窄、血栓閉塞性脈管炎或心臟血栓。

3) 心血管疾病患者有氧運動的基本方法

有氧運動是心血管疾病患者復健運動的基本運動方式和有效的運動方式。有氧運動的項目有：步行、登山、慢跑、腳踏車、游泳、划船、太極拳、爬樓梯、有氧體操、球類運動等。

(1) 步行：步行是最常用的訓練方式，容易控制運動強度和運動量，運動損傷少。體弱者或心肺功能減弱者緩慢步行可達到良好的效果。快速步行可達到很高的訓練強度，步行速度超過 7～8km/h 的能量消耗可超過跑步。心絞痛患者一天之中最容易發生心肌梗塞的時間是睡覺時，其次是早晨，而在睡前和早晨步行，能夠防止心肌梗塞的發作。

步行應選擇室外空氣清新、環境優美的區域，可選擇平地和坡地，步行中增加坡度能有助於增加訓練強度。

步行速度因人而異，根據患者自我感覺來判斷，通常 RPE 在 11～13。中等速度為每分鐘 80～110 步，每小時 2～

3km。快速步行每分鐘 120～150 步，每小時 4～5km，通常採取中等速度為宜。

步行的持續時間應根據患者的病情及體質不同而定，但最短不少於 15min，最長不宜超過 1h，通常以 20～30min 為宜。在步行中間應根據體力適當安排休息 1～2 次，每次 3～5min。可逐漸加快步行速度，增加持續時間，直至速度達到每小時 3～5km。步行 30min 可休息 5min，每天 2 次，要持之以恆。

(2) 登山：登山鍛鍊較平地鍛鍊耗氧量大，心臟負擔也重，體力消耗多，因此適宜於心臟功能比較好且平常有一定鍛鍊基礎的患者，它要求有固定的場地，所以適合居住在山區的患者鍛鍊。

登山鍛鍊的運動量可以根據運動時的心率來判定。運動時的心率應該比安靜時的心率增加 50%～70%。此外，在停止運動後，心率應在 5min 內恢復原有速率。一般來說，達到這些要求，運動量是比較適宜的。

登山鍛鍊前應先進行步行及爬坡鍛鍊，沒有出現心絞痛等不適症狀以後，方可進行登山活動。登山的高度可為 50～100m，也可以根據體質情況及治療需要增加高度或坡度。當登山達到一定程度時，測量自己的心率是否達到最高心率。若心率接近或達到極限時，則可以逐漸減慢速度直至

1.6 有氧與無氧運動對心臟與全身的影響

停止運動。休息 5～7min，再繼續進行。後期登山時應有 1～3 次使心率達到或接近最高心率。登山結束後，應休息一下，然後緩步 1～2km，做放鬆運動。此項登山鍛鍊時間為 45～60min。

(3) 慢跑：跑步的運動強度較大，適用於有運動鍛鍊習慣並訓練有素的心血管疾病患者。見圖 1.6.1。

①間歇跑：運動量從跑 30s、步行 30～60s 開始，逐漸增加跑步時間，反覆進行 10～30 次。運動總時間為 10～30min。每週根據體力改善情況進行增量。運動頻率為 1 次／日或隔日 1 次。

②短程慢跑：運動距離可從 50m 開始，漸增至 100m、150m、200m、400m……速度為 30～40s 跑 100m，每 5～7 日增加一次距離。當距離達 1,000m 以上時不再隨便增加距離，而是透過加快速度來增加運動強度。運動頻率為 1 次／日或隔日 1 次。

③常規慢跑：按個人治療目的進行長於 1,000m 的慢跑。運動距離先從 1,000m 開始，適應後每兩週增加 1,000m，通常增至 3000～5,000m 即可。速度可先從 6～8min 跑 1,000m 開始，以後按靶心率要求進行。運動頻率為 1 次／日或隔日 1 次。

(4) 腳踏車：腳踏車既是交通工具又是很好的鍛鍊器

材，尤其是結合上下班進行鍛鍊，可以節省時間和場地。騎腳踏車鍛鍊前，應將車座高度和車把彎度調好，防止兩臂過度用力。行車中保持身體稍前傾，避免用力握把。騎車鍛鍊的缺點是容易因交通擁擠而精神緊張，因此把鍛鍊時間安排在清晨或運動場內進行。在一般道路鍛鍊時，要掌握好速度，並遵守交通規則，以免發生交通事故。行車的距離和速度可根據個人的情況選定。

目前，一些健身房設有功率腳踏車，其特別之處是雙下肢配合運動，有一定的慣性，可根據個人的體質情況調整不同的阻力，不僅對下肢肌肉是一種力量性訓練，對心血管系統也是一種耐力性、有氧性訓練。鍛鍊方法可採用間歇運動逐步增量法：每運動 3min 後就地休息 3min，運動量應根據體力情況而定。開始可定 150～300m/min，每次增加 150m，到達預期心率後，再維持 4～6min，結束運動前將運動量調小。

(5) 游泳：游泳是男女老幼都喜歡的體育項目之一，它的特點是用四肢克服水的阻力做運動，對人體尤其是冠心病患者有良好的保健效果。見圖 1.6.2。

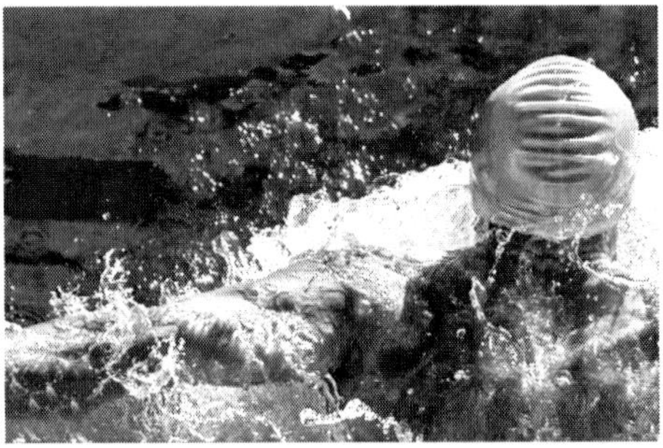

1.6 有氧與無氧運動對心臟與全身的影響

圖 1.6.2 游泳

①增強四肢的肌力,對皮膚和關節有很好的改善作用。

②由於水對胸腔的壓力,有助於增強心肺功能。

③放鬆肌肉和血管,對冠心病、高血壓、肌肉勞損等疾病的防治以及消除疲勞具有正向的意義。

④水溫通常低於體溫,運動時體溫的散發速度高於陸上運動,有助於肥胖的心血管疾病患者消耗額外的能量,達到減肥的目的。

(6) 太極拳:每天至少一次,一次打完一套,如因體力不支不能打完全套太極拳,可選擇其中幾節,如「左右攬雀尾」、「原地野馬分鬃」、「原地雲手」等,手勢反覆練習 8～12 次。

(7) 降壓按摩操

①側壓手臂:患者側臥,手心向股骨大轉子,利用體重擠壓整個上肢和手。左右手交替進行,每次 20min。

第 1 章　揭開心血管運動治療的真面貌

②背壓手臂法：患者仰臥，兩手交叉重疊於骶骨背面，手向下，利用體重擠壓整個上肢和手，同時將一側腿肚壓在另一側膝關節上方，擠壓小腿肌肉。左右交替，每次 20min。

③俯壓手臂法：患者俯臥，屈肘，放於胸前，利用胸部擠壓雙手，每次半小時。

④擠手法：患者坐在椅子上，用兩個膝關節擠壓蜷曲的手掌，兩手交替進行，每次 20min。

上述姿勢中，運動時間的長短和姿勢的選擇都可因人而異。因運動量不大並沒有危險性，可適當長時間多做。

(8)扭腰晃膀操：患者兩腳平行站立與肩膀同寬，膝胯微屈，肩腰等關節放鬆，自然呼吸，悠然自得地扭腰晃肩，做到上虛下實，輕柔而有節奏。簡單易學，降壓效果好，每次 20min，一天可進行數次（圖 1.6.3）。

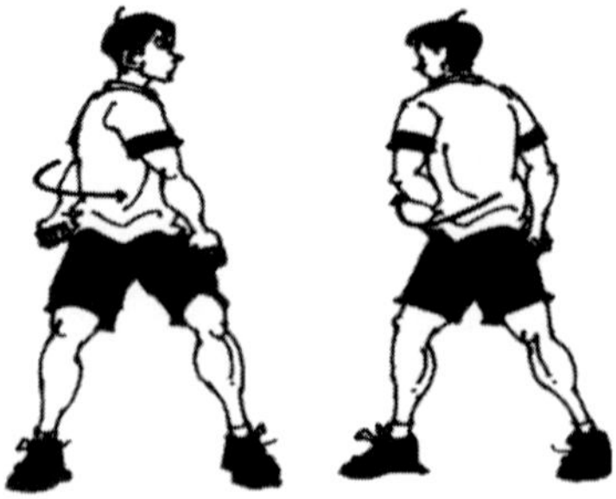

圖 1.6.3　扭腰晃膀操

1.6 有氧與無氧運動對心臟與全身的影響

4)心血管疾病患者有氧運動處方範例

(1)低強度有氧耐力運動處方

①運動目的：增強有氧運動能力、降低心血管疾病風險、降低體重和減少體脂含量。

②運動項目：步行或慢跑。

③運動強度：低、中。

④目標心率：40%～60%最大心率。

⑤運動自覺吃力程度 RPE ＜ 12（輕度）。

⑥最大攝氧量或運動測試最大功率的 40%～60%。

⑦運動時間：10～15min。

⑧運動頻率：3～4次／週。

(2)中強度耐力運動處方

①運動目的：增強有氧運動能力、增強循環呼吸功能、降低心血管疾病風險、減體重和降低體脂含量。

②運動項目：步行或慢跑。

③運動強度：中、高。

④目標心率：60%～75%最大心率

⑤運動自覺吃力程度 RPE=12～13（中等）。

⑥最大攝氧量或運動測試最大功率的 60%～75%。

⑦運動時間：30min。

⑧運動頻率：4～5次／週。

(3) 高強度間歇運動處方

①運動目的：提高有氧和無氧運動能力、增強循環呼吸功能、降低疲勞感。

②運動項目：功率車或慢跑。

③運動強度：高。

④目標心率：75%～90%最大心率。

⑤主觀體力感覺RPE=14～16（重度）。

⑥最大攝氧量或運動測試最大功率的75%～90%。

⑦運動時間：2～5min，3～6組，每組間隔1～2min，間隔期可休息，也可以把強度降低（20%～30%最大心率）。

⑧運動頻率：4～5次／週。

5）有氧運動對心血管疾病患者器官的影響

(1) 有氧運動可以擴張心血管疾病患者周邊血管，降低交感神經興奮性，達到降低血壓的效果。

(2) 有氧運動可以消除心血管疾病患者體內多餘脂肪，尤其是腹部的脂肪，減輕體重。

1.6 有氧與無氧運動對心臟與全身的影響

(3)有氧運動可以改善心血管疾病患者血脂代謝異常，降低血清總膽固醇和三酸甘油酯，使高密度脂蛋白含量上升，低密度脂蛋白含量下降，減少脂肪沉積，改善血脂，增加血管彈性，延緩血管硬化或促進動脈硬化的逆轉。

(4)有氧運動可以增加心血管疾病患者心肌供氧量，加強心肌收縮力，促進血液循環，改善心肌代謝狀況，降低心血管疾病患者靜止心率。

(5)有氧運動可以增加心血管疾病患者肌肉組織對葡萄糖的利用，從而降低血糖。

(6)有氧運動可以提高心血管疾病患者胰島素受體的親和力，提高胰島素的敏感性，改善胰島素阻抗。

(7)有氧運動可以增加心血管疾病患者呼吸肌的力量和肺活量，改善肺的通氣功能。

(8)有氧運動可以使心血管疾病患者精神愉快，增加生活情趣和對生活的自信心。

6)注意事項

(1)安全第一：心血管疾病患者進行運動前務必進行體檢和身體功能評估。

(2)參加力所能及的活動：心血管疾病患者在復健期應參與一些能夠承受的、力所能及的活動，從小負荷量活動開始，慢慢增加，切忌過量。一開始應在家人或醫護人員的陪

同和監護下做些室內活動,能夠耐受再移至室外,步行距離逐漸遞增,並適當做一些四肢及關節的活動,且活動的時間不宜太長。

(3) 運動時間的選擇:一般情況下每天參加運動一次或兩次,每次 20～30min,宜在飯後 2～3h 或飯前 1h 進行。天氣炎熱時,可選在早晨或晚間進行,冬天宜在出太陽時進行,應選擇在不太寒冷也不太熱的環境下運動。

(4) 勿做爆發性的運動或活動:心血管疾病患者勿做爆發性的運動或活動,如突然跳躍、轉體、提重物、抱小孩、開瓶蓋、丟東西等。

(5) 運動或活動時監測症狀:運動中若出現心悸、胸悶、氣短、胸口疼痛、頭痛、噁心、臉色蒼白、過度疲勞等症狀時,表示心臟無法承受此運動量,應馬上停止運動,並要充分休息。注意觀察症狀是否緩解,若不能緩解則應進行治療。

(6) 運動後的觀察:透過適量的運動或活動,患者心情舒暢,感到精力較以前充沛,夜間睡眠好,無其他不適症狀,說明運動量適度。若出現不適症狀或睡眠差,表示運動或活動量過大,要減少運動量或調整運動方式。

(7) 在運動前要重視準備活動和整理活動等,運動後不要立即坐下或躺下。

(8)運動後不要立即吃生冷食物,更不能馬上進行冷水浴或游泳。

1.6.3 無氧運動的基本方法及其對心血管疾病患者身體器官的影響

1)無氧運動的概念

無氧運動是指肌肉在「缺氧」的狀態下高速劇烈的運動,適合於心血管疾病患者的無氧運動主要是力量訓練。

2)力量訓練對心血管疾病患者復健的重要性及意義

力量訓練是肌肉在對抗外力的情形下做動態或靜態收縮的主動運動。力量訓練是心血管疾病復健運動處方中必不可缺的組成部分,是有氧運動的有益補充。從當前運動與心血管疾病復健的研究成果來看,保持良好的肌力和肌耐力對促進健康、預防傷害與心血管疾病康復有很大幫助,當肌力和肌耐力衰退時,肌肉本身往往無法勝任日常活動及緊張的工作負荷,容易產生肌肉疲勞和疼痛。透過力量訓練可增加心血管疾病患者的肌肉力量、肌肉耐力和肌肉體積,長期力量訓練還能增加骨密度,預防骨質疏鬆,提高心血管疾病患者的生存品質,對增強患者體質有重要意義。

3)心血管疾病患者力量訓練的適應症和禁忌症

(1)心血管疾病患者力量訓練的適應症

①低心血管危險性的族群。

②血壓控制良好的高血壓患者。

③中或高心血管危險的族群。

④穩定型冠心病患者。

(2)心血管疾病患者力量訓練的禁忌症

①不穩定型冠心病。

②失代償性心衰竭。

③未控制的心律不整。

④嚴重肺動脈高壓。

⑤嚴重有症狀的主動脈狹窄。

⑥嚴重的心肌炎、心內膜炎和心包炎。

⑦未控制的高血壓（＞180/110mmHg）。

⑧主動脈剝離。

⑨馬凡氏症候群。

⑩增殖性視網膜病變活動期患者，糖尿病增殖性視網膜病變的患者禁止高強度的抗阻訓練（80%～100% 1RM）。

(3)應注意的情況

①任何年齡層的糖尿病。

②未控制的高血壓（＞160/100mmHg）。

1.6 有氧與無氧運動對心臟與全身的影響

③低體能程度（< 4METs）。

④肌肉骨骼問題（關節炎、骨質疏鬆、肌腱炎等）。

⑤安裝心臟節律器和除顫器的患者。

4）心血管疾病患者力量訓練的基本方法

復健運動訓練除利用有氧運動改善患者的心血管功能外，透過力量訓練增強心血管疾病患者的肌力和局部性肌肉耐力也很重要。對一般族群和大部分心血管疾病患者來說，需要進行上肢的日常職業活動和業餘娛樂活動，過去曾錯誤地認為上肢運動比下肢運動容易增加攝氧量和誘發缺血，因此曾限制冠心病患者進行上肢運動。

心血管疾病患者在進行運動時產生的最大心率，通常為運動試驗測得的最大心率的 56%～64%，便不會引起心律不整、血壓異常、ST 段降低等情況。研究顯示，心血管疾病患者肌力訓練的長期效果類似一般人。

抗阻力量訓練實際應用應包括主要肌肉群的鍛鍊。對於心血管疾病患者，訓練強度應適度降低，重複次數適當增加。近年冠心病患者的力量訓練強度 < 40% 1RM（one repetition maximum），以 30%～40% 1RM 肌力為宜。傳統抗阻力量訓練的每項訓練包括 3 組動作，但在心血管疾病患者力量鍛鍊的初級階段，單組和多組動作對肌肉的改善程度相同。心血管疾病患者一次力量訓練包括 8～10 項綜合性的訓練，

第 1 章　揭開心血管運動治療的真面貌

在 15～20 min 內完成，並且在充分的有氧鍛鍊後進行。近幾年，成本較低的訓練方法已在大多數心血管疾病患者中得到應用，如彈力帶練習、輪滑拉力器、啞鈴和捆綁式沙袋等。

循環訓練（circuit weight training，CWT）是上、下肢進行循環運動訓練改善心肺功能和增強肌力的一種訓練方式，通常大肌群運動、小肌群運動、動力性運動、靜力性運動相互交替，並反覆依次進行。此法既可用於提高有氧能力，又能用於提高無氧能力。只需上、下肢和軀幹運動交替進行。單次循環持續時間為 7～12min，時間長短取決於運動中休息間歇時間（為 15～60s），每次運動重複次數為 6～15 次。該運動方式內容豐富，如常規的啞鈴運動、提供不同速度和阻力的器械運動、舞蹈、平板運動、功率車運動等，容易為患者所接受和喜愛。

5）心血管疾病患者力量訓練運動處方的實施

第一步：熱身運動（warm-up），包含全身大肌群的靜態或動態牽伸，包含肩部肌群、肱二頭肌、肱三頭肌、股四頭肌、大腿後肌群、腓腸肌、比目魚肌、腰腹肌群，15～30s／次。

第二步：全身大肌群抗阻力量訓練，如坐姿上肢前推、肱二頭肌屈伸抗阻訓練、肱三頭肌屈伸抗阻訓練、下肢負重屈伸抗阻練習、腹肌練習、俯臥腿彎舉抗阻練習、坐位下肢屈伸抗阻練習、腓腸肌訓練等。

1.6 有氧與無氧運動對心臟與全身的影響

第三步:整理運動(cool down),包含全身大肌群的靜態或動態牽伸,包含肩部肌群、肱二頭肌、肱三頭肌、股四頭肌、大腿後肌群、腓腸肌、比目魚肌、腰腹肌群,15～30s／次。

6)心血管疾病患者力量訓練運動處方範例

(1)肱二頭肌屈伸抗阻訓練(圖1.6.4)

①運動目的:增強臂部肌肉力量、防止日常活動減少後產生的肌力下降和肌萎縮,降低心血管疾病風險,提高生活品質。

②運動項目:身體自然站立,雙手自然下垂,手握合適重量的啞鈴($<40\%$ 1RM),緩慢勻速屈肘至90°,再緩慢放下,重複。

③運動強度:(10～15次)次×1組。

④運動時間:2min。

⑤運動頻率:2次／週。

(2)俯臥腿彎舉抗阻訓練(圖1.6.5)

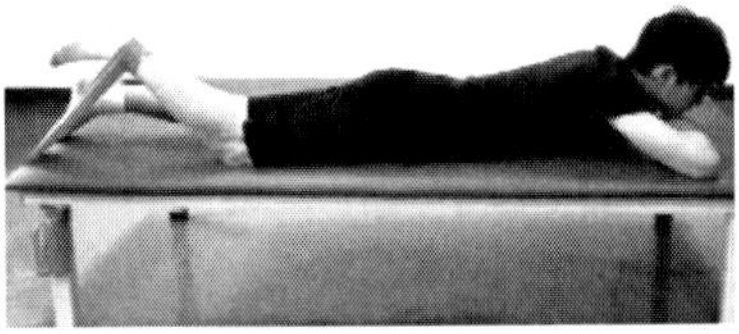

圖1.6.5 俯臥腿彎舉抗阻訓練

①運動目的：增強大腿部位肌肉力量，防止日常活動減少後產生的肌力下降與肌萎縮，降低心血管疾病風險，提高生活品質。

②運動項目：俯臥位，選擇合適負荷的彈力帶（＜40% 1RM），一端固定在床頭，一端固定在踝關節附近，緩慢勻速屈膝至 90°，再緩慢放下，重複。

③運動強度：(10～15 次) 次 ×1 組。

④運動時間：2min。

⑤運動頻率：2 次／週。

(3) 上腹肌抗阻訓練（圖 1.6.6）

①運動目的：增強腹部肌肉力量，防止日常活動減少後產生的肌力下降與肌萎縮，降低心血管疾病風險，提高生活品質。

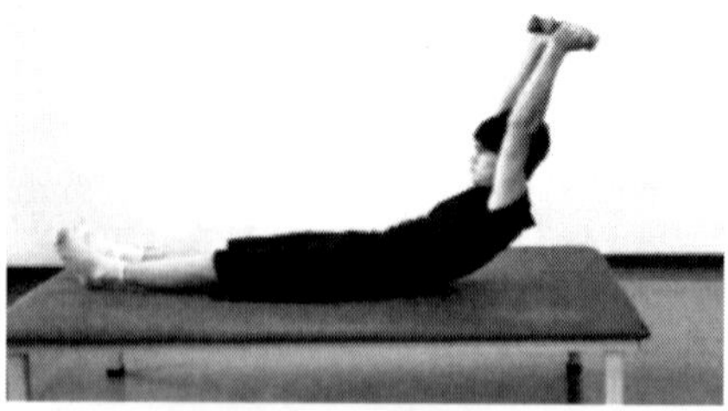

圖 1.6.6　上腹肌抗阻訓練

②運動項目：仰臥位，選擇合適負荷的啞鈴（＜40% 1RM），雙手上握啞鈴保持，緩慢勻速捲腹至上半身與床面

1.6 有氧與無氧運動對心臟與全身的影響

呈 30°,再緩慢放下,重複。

③運動強度:(10 ~ 15 次)次 ×1 組。

④運動時間:2min。

⑤運動頻率:2 次/週。

(4)腓腸肌抗阻訓練(圖 1.6.7)

①運動目的:增強小腿後群肌肉力量,防止日常活動減少後產生的肌力下降與肌萎縮,降低心管疾病風險,提高生活品質。

②運動項目:長坐位,選擇合適負荷的彈力帶(< 40% 1RM),一端手部固定,一端固定在腳掌,緩慢勻速做蹠屈動作,即用腳掌踩彈力帶,再緩慢放鬆,重複。

③運動強度:(10 ~ 15 次)次 ×1 組。

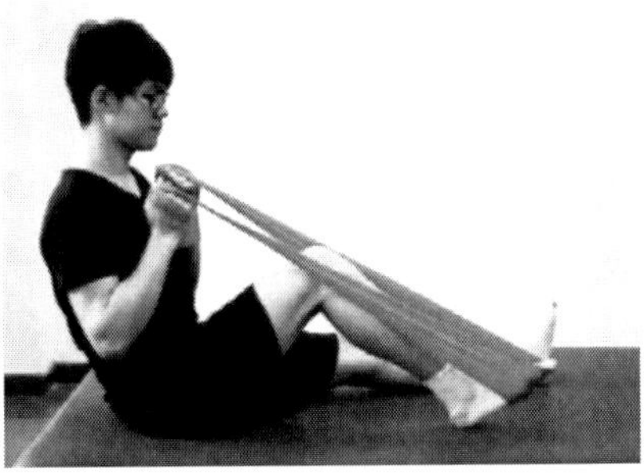

圖 1.6.7 腓腸肌抗阻訓練

④運動時間:2min。

⑤運動頻率:2 次/週。

第 1 章　揭開心血管運動治療的真面貌

(5)橋式運動肌耐力訓練（圖 1.6.8）

①運動目的：增強腰背肌肉耐力，防止日常活動減少後產生的肌耐力下降與肌萎縮，降低心血管疾病風險，提高生活品質。

②運動項目：仰臥位，雙腿屈曲90°，然後伸髖、抬臀，並保持。抬臀的高度根據自己實際情況，如需增加負荷，可在腹部放置合適重量的沙袋，多次重複。

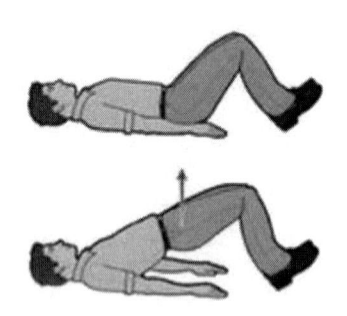

圖 1.6.8　橋式運動肌耐力訓練

③運動強度：(30～50 次)次×1 組。

④運動時間：3min。

⑤運動頻率：2 次／週。

(6)踩踏功率車肌耐力訓練

①運動目的：增強腿部肌肉耐力，防止日常活動減少後產生的肌耐力下降與肌肉萎縮，降低心血管疾病風險，提高生活品質。

1.6 有氧與無氧運動對心臟與全身的影響

②運動項目：坐位，上身軀幹挺直，雙手握緊扶手，勻速踩踏功率腳踏車。根據自己實際情況，如需增加負荷，可再稍微加大功率車阻力。

③運動強度：心率 90～100 次/min。

④運動時間：10min。

⑤運動頻率：2 次/週。

(7) 半蹲肌耐力訓練（圖 1.6.9）

①運動目的：增強腿部肌肉耐力，防止日常活動減少後產生的肌耐力下降與肌肉萎縮，降低心血管疾病風險，提高生活品質。

②運動項目：站立位，上身軀幹挺直，背靠牆，勻速下蹲至膝關節合適角度再恢復直立位，多次重複。需根據自己實際情況增加負荷（增加下蹲深度即增加負荷）。

③運動強度：(30～50 次)次 ×1 組。

④運動時間：3min。

⑤運動頻率：2 次/週。

(8) 站立推牆肌耐力訓練（圖 1.6.10）

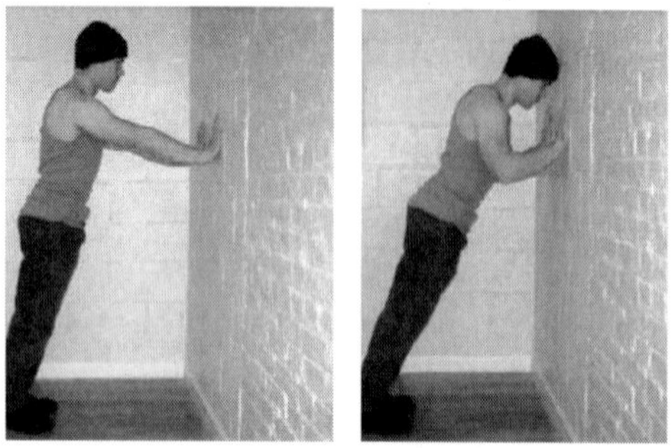

圖 1.6.10　站立推牆肌耐力訓練

①運動目的：增強手臂及肩背部肌肉耐力，防止日常活動減少後產生的肌耐力下降與肌肉萎縮，降低心血管疾病風險，提高生活品質。

②運動項目：面對牆壁站立位，上身軀幹挺直，雙手前舉至肩高度放置牆壁，勻速屈曲手臂再恢復伸直位，多次重複。需根據自己實際情況增加負荷，雙手前舉降低高度即增加負荷。

③運動強度：（30～50 次）次×1 組。

④運動時間：3min。

⑤運動頻率：2 次／週。

7) 力量訓練對心血管疾病患者身體器官的影響

(1) 力量訓練可增加心血管疾病患者的肌肉力量、肌肉耐力和肌肉體積。

1.6 有氧與無氧運動對心臟與全身的影響

(2)力量訓練可以增加心血管疾病患者的骨鈣含量和骨密度,防治骨質疏鬆。

(3)力量訓練可以降低心血管疾病患者的血壓數值。

(4)力量鍛鍊可以調整心血管疾病患者肌力平衡,改善身體平衡能力和步態,預防跌倒,提高老年心血管疾病患者的獨立生活能力。

8)注意事項

(1)力量訓練在有氧運動完成後進行,保證有充分的熱身。

(2)使用力量訓練器材前,要知道如何操作。

(3)力量訓練時保持低速或中速的有節律的運動。

(4)做全關節的運動時,在用力時呼氣,放鬆時吸氣。

(5)吸氣時避免憋氣和伐氏操作。

(6)上肢和下肢的運動交替進行,以保證運動中有充分的休息。

(7)由於訓練效果的特異性,抗阻訓練應包含所有大肌群的運動。

(8)心臟手術患者,需延遲 2～3 個月的時間恢復到傳統的上肢抗阻運動。而且阻力強度應從小強度開始,選擇低強度和增加重複次數的方式開始力量訓練。

(9)所有參加抗阻運動訓練的心血管疾病患者均需完成肌力測試，並據此制定抗阻運動處方，結合患者抗阻運動訓練的生理反應進行個別化的調整和實施。

（王茹）

1.7　如何選擇適合的穿戴式裝置與運動器材

　　科學的健身運動及運動療法都需要以精確的數據資料為依據，而合理的輔助運動器材是增加運動安全性、合理性、高效性的必要條件。所以，根據個人情況選擇可穿戴的運動設備和器材是運動治療的關鍵一步。

　　可穿戴健康設備是隨著穿戴式裝置的產生、發展而逐漸衍生出來的又一分支。1960 年代以來，穿戴式裝置逐漸興起，隨著穿戴式醫療健康設備及器材的迅速進展，目前市場上主要的穿戴式醫療裝置形態各異，主要包括：智慧眼鏡、智慧手錶、智慧錶帶、智慧跑鞋、智慧戒指、智慧臂環、智慧腰帶、智慧頭盔、智慧鈕扣等。運動設備也是各式各樣，包括導航設備、運動手杖、外骨骼、定位器等。面對種類繁多的設備和器材，我們該如何選擇呢？首先要以使用目的、自身機能狀態和經濟能力為依據。同時，要了解這些設備的分類、用途、基本原理，實際見圖 1.7.1 ～圖 1.7.5。

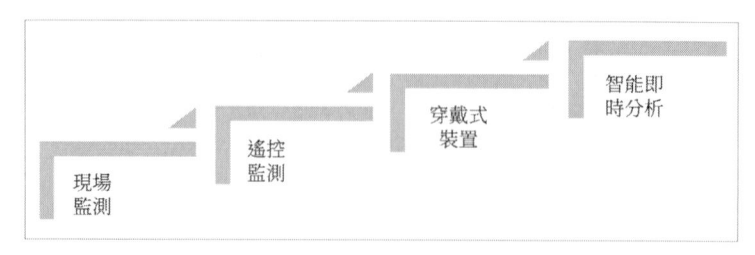

第 1 章　揭開心血管運動治療的眞面貌

圖 1.7.1　穿戴式醫療設備的發展階段

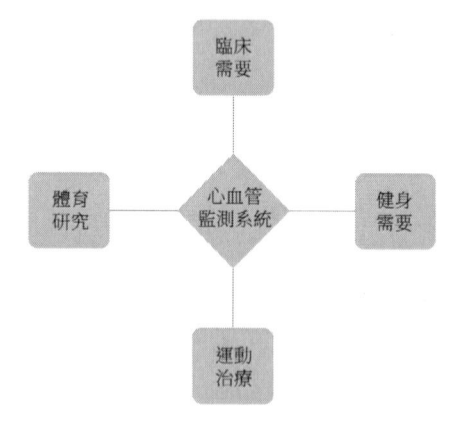

圖 1.7.2　心血管監測系統的用途分類

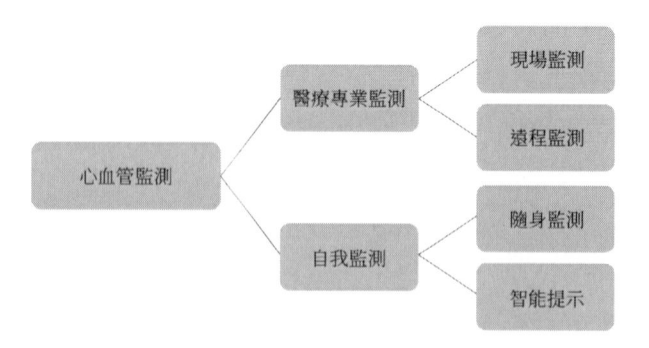

圖 1.7.3　心血管監測的使用主體分類

1.7 如何選擇適合的穿戴式裝置與運動器材

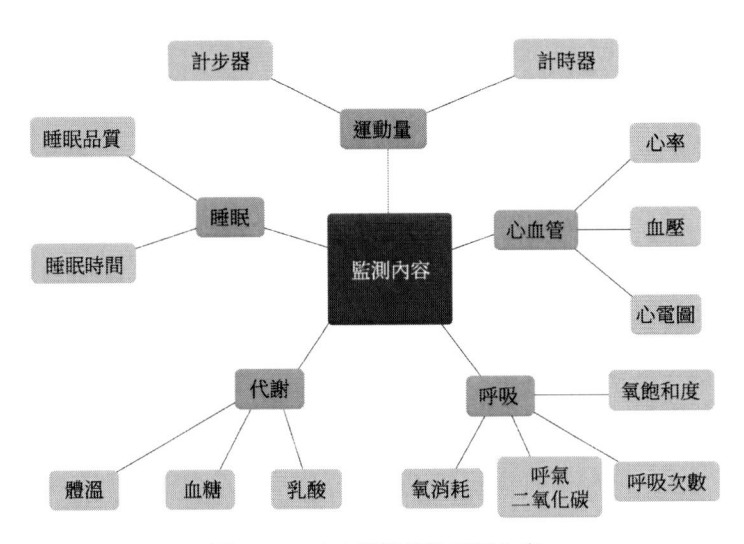

圖 1.7.4 心血管監測的項目內容

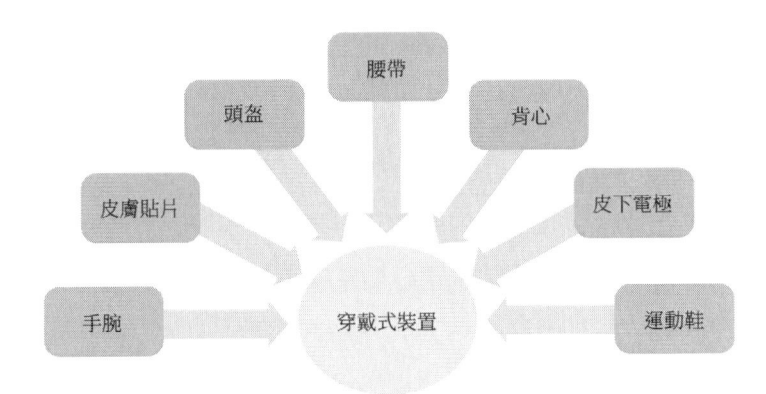

圖 1.7.5 穿戴式裝置穿戴形式的分類

穿戴式裝置結合健康數據資料平臺將建構更好的智慧醫療體系,使疾病的診斷與治療更加快速化,醫療與自我健康

管理更加一體化，具有更加簡單、便捷、人性、宜人、即時、便宜的特點。近年來，眾多國際公司加快了在智慧可穿戴醫療以及健康醫療數據平臺的布局，包括蘋果的穿戴式裝置 Apple Watch 和健康數據平臺 HealthKit，Google 的 Google Fit 等，使用者基於相關硬體獲取體能生理資料，並透過資料平臺進行分析。智慧穿戴式裝置透過大數據、雲端運算、物聯網等技術應用，即時收集大量使用者健康數據資料和行為習慣，已然成為未來智慧醫療獲取健康資料的重要入口。可穿戴便攜移動醫療設備在醫療和網路領域掀起新高潮，其關注度、需求度都在不斷提升，使用者的使用滿意度高。可穿戴醫療設備仍然處於快速發展期。智慧可穿戴醫療健康設備的優勢表現在以下幾點：

（1）即時監測：可穿戴醫療健康設備能夠為使用者提供即時健康監測資料，讓使用者即時了解個人身體健康狀況。可穿戴醫療健康設備提供的即時監測，尤其適合當前醫療領域在慢性病管理的應用，對心血管疾病運動療法的實施更有意義。

（2）降低治療成本：基於可穿戴醫療健康設備在醫療的應用，醫療機構可以更好地整合醫療資源，為使用者提供更便捷的醫療服務。可穿戴醫療健康設備的即時性大幅降低醫病雙方的治療成本。

(3)醫療大數據：可穿戴醫療健康設備的進一步應用，將實現對使用者健康資料的大量採集，為今後醫療大數據應用分析提供了重要支撐。

(4)智慧提醒：當前大部分可穿戴醫療健康設備僅僅提供資料監測功能，僅實現為使用者提供初步診斷、監測，從而進行狀態提醒、運動過程提醒、成績鼓勵、就醫提醒。

可穿戴醫療健康設備目前還面臨很多的挑戰。其一，就是安全隱患，主要包括意外風險和個人健康隱私的洩漏；其二，還不能完全做到佩戴舒適，甚至是無感、隱形，在一定程度影響運動過程。

（張紅超 李悅）

1.8 運動、睡眠與飲食：健康的三角平衡

談到心血管疾病的運動治療，經常有人會反駁：生命在於睡眠吧！說生命在於睡眠雖然不完全正確，但是也有一定的道理。在健康方面，運動與睡眠一點也不衝突。原因很簡單，一個健康身體的良好狀態首先就應該表現為：能吃能排，能動能靜（睡）。

高品質的睡眠，正常的吃喝拉撒，無疑說明身體的基本執行是穩定的。由於每個人先天條件並不完全一致，有一部分人的確有良好的健康基因，不需要對自己的健康去「操心」，似乎運動、營養結構、心理管理都是多餘的。還有一部分人在不知不覺中已經形成了健康的習慣，所以，對健康管理的需求也不大。對於這些人來說，睡眠更有利於健康長壽。

但是，對大多數人來講，會面臨各種心血管疾病的威脅，睡眠不好便是其中的危險因子之一。單純長時間的睡覺雖然可以使身體放鬆但也可能引起肥胖，例如，一些代謝產物無法及時排出。品質不好的睡眠甚至可以導致焦慮與睡後疲勞。另外，睡眠呼吸中止症候群的患者，如果沒有適當的

1.8 運動、睡眠與飲食：健康的三角平衡

治療，睡眠反而會增加心血管疾病的發生率。睡眠—吃喝肥胖—呼吸不順—心臟受損—睡眠差，形成一個惡性循環。在這種情況下，透過適當的運動治療可以從以下幾個部分改善心臟的工作環境。

(1) 運動可以使精神充分放鬆，改善睡眠品質，使身體器官徹底的休息；

(2) 運動可以減少頸部及氣道周圍組織堆積，減少呼吸道堵塞，減少呼吸中止現象的發生；

(3) 運動可以增加呼吸肌群的力量，從而改善睡眠中呼吸深度；

(4) 運動可以增加肺通氣和換氣品質，保證睡眠中的供氧。

對於心血管疾病，高品質的睡眠非常重要。但是，心血管疾病也會產生不同程度的睡眠問題，例如煩躁、焦慮等心理問題。高血壓患者早起會因為頭暈、頭痛、頭部血管跳動、頭頸部發緊等問題引起睡眠障礙，甚至會出現夜尿多，從而影響睡眠；冠心病患者會因為失眠誘發心絞痛；心衰竭患者會出現乏力、沒有精神、嗜睡等症狀，由於肺臟淤血導致夜間呼吸困難、甚至端坐呼吸，也可能由於腸道水腫引發腹脹，從而影響睡眠，並出現進食及大小便異常。藥物治療加上科學的運動指導，可以改善患者的組織循環、改善代

第 1 章　揭開心血管運動治療的真面貌

謝，有利於受試者建立更好的代償機制。

因此，在心血管疾病健康這個話題上，睡眠和運動是息息相關的。有經驗的心血管專家通常會關注、處理睡眠問題，比如適當的藥物鎮靜治療不僅可以減少心絞痛、心律不整的發作，而且能減少心血管疾病併發症的出現（例如中風）。運動對於心血管疾病患者來說，是睡眠和消化系統的調和劑，科學統籌的運動可以減少或者改善低品質的睡眠。二者互相結合可以更好地促進心血管功能的恢復。飲食也有類似的問題，已經患有心血管疾病的族群不能「任性吃喝」，一定要根據身體需要進行科學的調整，既不能缺乏營養，又不能增加代謝負擔和循環的負擔。

（陳霞　張紅超）

1.9　常用運動醫學評估指標介紹

1.9.1　血氧濃度

1) 定義

廣義上的血氧濃度，常指血液樣品中的氧含量與該血液樣品最大氧含量的百分比。血氧濃度和血氧含量：血氧濃度指與結合 O_2 的血紅素量占血紅素總量的百分比，血氧含量指血液中溶解的 O_2 和血紅素結合的 O_2 的總和，二者與血氧分壓一起應用可判斷組織缺氧程度和呼吸功能。

2) 參考範圍

動脈血氧濃度（SaO_2）：95％～98％，靜脈血氧濃度（SvO_2）：60％～85％，動脈血氧含量：（CaO_2）：6.7～9.8mmol/L（15～22mL/dL），靜脈血氧含量：（CvO_2）：4.9～7.1mmol/L（11～16mL/dL）。

3) 運動評估效益

血氧濃度增高：常見於高壓氧治療；降低：常見於肺氣腫等缺氧性疾病、循環性缺氧、組織性缺氧。運動時可以攜帶小型經皮動態監測，是運動療法中比較常用的方法之一。

1.9.2 吐氣末二氧化碳（CO_2）

1）定義

吐氣末 CO_2 濃度或分壓（$ETCO_2$）的監測可反映肺通氣，還可反映肺血流。在無明顯心肺疾病且 V/Q 比值正常時。$ETCO_2$ 可反映動脈血二氧化碳（$PaCO_2$），正常 $ETCO_2$ 為 5％等於 5kPa（38mmHg）。臨床應用：①吐氣末二氧化碳過高：其重要的生理意義是肺泡通氣不足或輸入肺泡的 CO_2 增多。②吐氣末二氧化碳過低：主要是肺泡通氣過度或輸入肺泡的 CO_2 減少。

2）運動評估效益

常用於麻醉、重症監護的監測：①麻醉機和呼吸機的安全應用。②各類呼吸功能不全。③心肺復甦。④嚴重休克。⑤心衰竭和肺梗死。⑥確定全麻氣管內插管的位置。由此可見它可以評估心臟衰竭受試者的心肺循環能力。

1.9.3 代謝當量

1）定義

代謝當量（metabolic equivalent，MET）是以安靜、坐位時的能量消耗為基礎，表示各種活動時相對能量代謝程度的常用指標。1MET 的活動強度等於健康成人坐位安靜時的代謝程度。是指基礎狀態時的耗氧量，1MET 等於 3.5mL/kg/

min)。一個健康的成年人靜坐時保持舒適狀態時的新陳代謝率，記為 1MET，1MET=58.15W/m^2。可以用來評估心肺功能。例如人在靜坐時的 MET 約為 1.0，速度為 9.6km/h 的跑步 MET 約為 10.0 等。

2) 運動評估效益任何人從事任何強度的活動時，都可測出其攝氧量，從而計算出 MET 數，用於表示其運動強度。在制定運動處方時，如已測出某人的適宜運動強度等於多少 MET，即可找出相同 MET 的活動項目，寫入運動處方。不同種類活動的 MET 見表 1.9.1。

1.9.4 心肺耐力

1) 定義

心肺耐力 (CRF) 指一個人持續身體活動的能力。心肺和血管的功能對於體內氧和營養物的分配、廢物清除具有重要作用，尤其是在進行有一定強度的活動時，良好的心肺功能則顯得更加重要。評估心肺耐力的主要指標包括最大攝氧量 (maximal oxygen uptake)、運動經濟性 (exercise economy)、最大攝氧量的速度 (the velocity at VO$_{2max}$)、乳酸／換氣閾值 (lactate/ventilatory threshold)，以及攝氧量動力學 (oxygen kinetics) 等。多數用最大代謝當量作為反映心肺耐力的指標。以最大代謝當量為 CRF 的判定依據。

第 1 章　揭開心血管運動治療的真面貌

表 1.9.1　不同種類活動的 MET

活動種類	活動情況	MET
靜坐		1.0
站立	放鬆的	1.0
作畫	坐位	1.5
寫字		1.5
穿衣和脫衣		2.0
洗手和洗臉		2.0
打字		2.0
演奏樂器		2.5
騎馬	慢速	2.5
步行	速度為 4km/h	3.0
舞蹈	慢節奏，如華爾滋	3.0
划船	慢划	3.5
騎腳踏車	速度為 10km/h 以下	4.0
騎馬	一般運動	4.0
體操	表演	4.0
家務勞動	較重勞力，如拖地	4.5
步行	速度為 5.6km/h	5.5
舞蹈	快節奏，如迪斯可	5.5
競走	競賽	6.5
打羽球	競賽	7.0
剷雪		7.0
挖掘		7.5
跑步	速度為 5km/h	8.0

2) 運動評估的效益

體力活動與心肺耐力，以及心肺耐力在人體健康狀況及疾病死亡風險中的重要作用尤其受到關注，成為公共健康與運動科學領域最活躍的研究方向之一。心肺耐力作為族群體力活動程度的一個客觀生理指標，與族群總死亡率及心血管疾病死亡率高度相關，是健康體質各組成部分的核心要素。

體力活動與心肺耐力綜合反映人攝取、轉運和利用氧的能力。它牽涉到心臟幫浦功能、肺部攝氧及交換氣體能力、血液循環系統攜帶氧氣至全身各部位的效率，以及肌肉等組織利用這些氧氣的功能。心肺耐力的好壞是身體主要機能健康的保證。

心肺耐力作為健康體質的核心要素已成為體質研究中的一個重要關注焦點，也作為族群體力活動程度的一個客觀生理指標，與族群總死亡率及心血管疾病死亡率高度相關。此外，體力活動程度與心肺耐力呈正相關，提高體力活動程度可有效改善心肺耐力，從而降低患者疾病和死亡風險。

1.9.5　最大心率

1) 定義

除去環境、心理、疾病等因素，心率與運動強度之間存在著線性關係。在運動處方實踐中，一般來說達到最大運動

強度時的心率稱為最大心率。

2) 運動評估效益

達到最大心率的 60%～70% 時的心率，稱為「靶心率」或稱為「運動中的適宜心率」，也有人稱之為「目標心率」，是指能獲得最佳效果並能確保安全的運動心率。為確定每位患者的適宜心率，須做運動負荷試驗。通常是指運動中可以達到的最大心率或藉助症狀限制性運動試驗以確定最大心率，該心率的 70%～85% 為運動的適宜心率。用靶心率控制運動強度是簡便易行的方法，實際推算的方法有：公式推演算法，即以最大心率的 65%～85% 為靶心率，靶心率＝(220- 年齡)×65%（或 85%）。年齡在 50 歲以上，有慢性病史的，可用：靶心率 =170- 年齡；經常參加體育鍛鍊的人可用：靶心率 =180- 年齡。

1.9.6　最大攝氧量

1) 定義

最大攝氧量 (maximal oxygen consumption，VO_{2max}) 是指在人體進行最大強度的運動，當身體器官出現無力繼續支撐接下來的運動時，所能攝取的氧氣含量。作為耐力運動員的重要選材依據之一，是反映人體有氧運動能力的重要指標，高標準最大攝氧量是高標準有氧運動能力的基礎。

2)測定方法

(1)直接測試法:又稱實驗室測試(laboratory measurement)。讓受試者穿戴上專門的儀器在跑臺上跑步,透過調節跑臺的跑速級別使得受試者運動至力竭,然後用專門儀器收集到的受試者呼出的氣體納入氣體分析儀進行分析。分析出的結果便能確定出其最大攝氧量。

(2)間接測試法:其依據是人體的攝氧量與本身完成的功率和運動時的心率密切相關,因而透過運動時的心率和運動完成的功率推測受試者的最大攝氧量。

(3) Bruce 方法:同樣透過跑臺和心率監測儀,當心率出現 180 次/分時,便可斷定身體器官已經力竭了。推測公式為:VO_{2max}=6.70-2.28× 性別 +0.056× 時間 (s)(其中性別的賦值:健康成人,男 =1,女 =2)。

3)運動評估效益

人體運動時的攝氧量、運動強度及心率有著密切的關係,可用攝氧量推算靶心率,以控制運動強度。高強度運動時等於最大攝氧量的 70%～ 80%(70%～ 80% VO_{2max}),運動時的心率為 125 ～ 165 次/ min;中等強度運動等於最大攝氧量的 50%～ 60%(50%～ 60% VO_{2max}),運動時的心率為 110 ～ 135 次/ min;低強度運動等於最大攝氧量的 40%以下(< 40% VO_{2max}),運動時的心率為 100 ～ 110 次/

min。在實踐中可採用按年齡預計的適宜心率，結合鍛鍊者的實際情況來規定適宜的運動強度。

1.9.7　體脂率

1）定義

體脂率是指人體內脂肪重量在人體總體重中所占的比例，又稱體脂百分比，它反映人體內脂肪含量的多少。肥胖會提高罹患各種疾病的風險。例如高血壓、糖尿病、高血脂等。

2）計算公式

成年女性的體脂率計算公式：參數 a= 腰圍（cm）×0.74，參數 b= 體重（kg）×0.082+34.89，體脂肪重量（kg）=a-b，體脂率＝（身體脂肪總重量÷體重）×100％。

成年男性的體脂率計算公式：參數 a= 腰圍（cm）×0.74，參數 b= 體重（kg）×0.082+44.74，體脂肪重量（kg）=a-b，體脂率＝（身體脂肪總重量÷體重）×100％。

脂肪測量儀是使用生物電阻抗分析測量的，表面有 ITO 導電膜，無損傷的微弱生物電在體內循環，然後透過生物電阻抗分析（BIA）測量。基本原理是：由於體內脂肪幾乎不導電，而肌肉和水分等身體成分則容易導電，所以體脂檢測

儀可以透過測量人體生物電阻抗來計算體內脂肪、水分以及其他組織成分的比率。脂肪測量儀通常分為手握測量和用腳測量,手握測量可以測定包括皮下脂肪、內臟脂肪等全身脂肪。在肥胖者中,有從腹部往上脂肪堆積的上體肥胖(蘋果型)和從腰向下脂肪堆積的下體肥胖(洋梨型)兩種。該測量方法的測量值受一天內變化的影響小,攜帶方便且隨時隨地可以測量,不用脫去衣服或鞋輕鬆測量。

3)運動評估效益

運動治療後體重可能發生變化,但是脂肪量、脂肪和肌肉比例的變化更能反映運動治療的效果和潛能。見表1.9.2。

表 1.9.2　不同族群體脂率情況

性別	偏瘦	標準	輕度肥胖	肥胖
男性	> 10%	10% ～ 20%	20% ～ 25%	> 25%
女性	> 20%	20% ～ 30%	30% ～ 35%	> 35%

1.9.8　Borg 評分(運動自覺吃力程度)

1)定義

運動自覺吃力程度是 Borg 根據運動者自我感覺疲勞程度來衡量相對運動強度的指標,是持續強度運動中體力程度可靠的指標。見表 1.9.3。

表 1.9.3　Borg 評分

分數／分	自我感覺疲勞程度
0	一點也不覺得呼吸困難或疲勞
0.5	非常非常輕微的呼吸困難或疲勞，幾乎難以察覺
1	非常輕微的呼吸困難或疲勞
2	輕度的呼吸困難或疲勞
3	中度的呼吸困難或疲勞
4	略嚴重的呼吸困難或疲勞
5	嚴重的呼吸困難或疲勞
6~8	非常嚴重的呼吸困難或疲勞
9	非常非常嚴重的呼吸困難或疲勞
10	極度的呼吸困難或疲勞，達到極限

2）運動評估效益

可用來評定運動強度。在修訂運動處方時，可用來調節運動強度。運動自覺吃力程度分級運動反應與心肺代謝的指標密切相關，如攝氧量、心率、通氣量、血乳酸濃度等。

1.9.9 憋氣指數測定（Horn 心肺儲備指數）

1）定義

最大憋氣時間和憋氣末血氧濃度、心率、SaO_2 恢復初始值呼吸次數、最大憋氣時間和血氧濃度是本課題組張紅超（Horn）提出的心肺儲備能力評估方法。受試患者在平靜、穩定的環境下，首先連接心電監護設備，主動完全憋氣，開始記錄，直到極限狀態，憋氣到不能耐受的時間，達到最低 SaO_2，測定記錄血氧濃度、心率及經歷時間，然後，受試者大口深呼吸，測定血氧濃度恢復到初始值，經歷的呼吸次數和時間。

2）運動評估效益

方法簡單易行，能夠快速得到受試者初始及心肺耐受度。

1.9.10 生物電阻抗技術

1）定義

生物電阻抗技術是一種利用生物組織與器官的電特性及其變化來提取人體生物醫學資料的無損傷檢測技術。

2）運動評估效益

生物電阻抗技術在人體成分的測量、血液及血液動力學研究領域中的應用，可作為運動人體科學研究的借鑑；電阻

第 1 章 揭開心血管運動治療的真面貌

抗斷層影像技術為無創、即時、動態地監測運動人體器官與組織的結構和功能提供可行性。可採取的研究策略是建立運動人體的特徵性指標與生物電阻抗之間穩定可靠的相關模型或回歸方程式，運用統計學規律進行推斷性研究。

1.9.11　高濃度氧艙

1) 定義

按照不同的氧濃度，比如 30％、40％、50％，建立密閉的氧艙，大氣壓正常，維持其他正常溫度、溼度，獲得自由的活動空間，替代攜帶吸氧。

2) 運動評估效益

不僅可以進行便利的有氧運動，而且可以判斷受試者有氧運動的依賴程度。

1.9.12　6 分鐘步行試驗

1) 定義

6 分鐘步行試驗（6MWT）主要用於評價中、重度心肺疾病患者對治療的療效，測量患者的功能狀態，可作為臨床試驗的重點觀察指標之一，也是患者存活率的預測指標之一。絕對禁忌症：近 1 個月內出現的不穩定型心絞痛或心肌梗塞；

相對禁忌症：靜止心率＞ 120/min，收縮壓＞ 180mmHg 和（或）舒張壓＞ 100mmHg。試驗場地準備：①室內封閉走廊（氣候適宜可在戶外），應少有人走動。②地面平直堅硬，路長應達 50m，若無條件可用 20m 或 30m。③折返處置錐形標記，起始的地板上有鮮豔的綵帶，標記每圈的起始。

2) 運動評估的效益

評估運動療法對受試者的安全性，以及對初始運動量和強度的設定，此試驗簡單易行。可以判斷心肺整體對運動的支持能力。數字心肺步行試驗（digital cardiopulmonary walk，DCW）有效地彌補了傳統 6 分鐘步行試驗的不足，更加智慧、安全，監測指標全面、精確，具有很強的臨床指導意義。它不受監測場地的影響，用現代手機終端取代了傳統的計數器、計時器，配有語音提示系統，即時心電圖監測、運動數據資料採集，還能夠分析運動類型、計算運動強度量化值，並辨識心電圖異常狀況。

1.9.13　睡眠時相監測

1) 定義

睡眠時相監測是當今睡眠醫學中的一項重要新技術，在世界睡眠研究界又被稱為診斷睡眠障礙疾病的「最高標準」，對於診治各種睡眠障礙相關疾病、保障人們健康正發

揮越來越重要的作用。由主機、顯示器、放大器、採集盒、EEG/ECG/EOG/EMG 感測器、胸腹運動感測器、熱敏氣流感測器、血氧感測器、鼾聲感測器、體位感測器、訊號電纜、隔離電源組成。記錄並分析睡眠時各種生理指標，對睡眠障礙、睡眠呼吸紊亂和睡眠呼吸中止症候群、低通氣症候群疾病進行分析、診斷。可記錄並分析 EEG、ECG、EOG、EMG、胸腹式呼吸運動、鼾聲、脈搏、血氧濃度、脈搏波、呼吸頻率、體位等睡眠呼吸指標。透過對以上指標的記錄與分析，對睡眠障礙、睡眠呼吸紊亂和睡眠呼吸中止、低通氣症候群疾病進行分析、診斷。

2) 運動評估中的效益

該檢查透過監測一整夜睡眠腦電圖、眼電圖、肌電圖，可以客觀評價患者睡眠品質、進行睡眠時間、睡眠效率及分期的監測，排除睡眠認知錯誤觀念，使患者正確理解自己的睡眠問題，對自己的睡眠品質有一個客觀的評價和理解。運動和睡眠本身就是有很大的關聯，人體在經過適量的運動後就會產生需要休息的訊號，這時候人會放鬆自我，這對於睡眠有很大的幫助，可以評估接受運動治療後睡眠時相的改變及夜間生命指標的變化。

1.9.14 身體質量指數（BMI）

1）定義

身體質量指數（body mass index，BMI），是用體重公斤數除以身高公尺數平方得出的數值，是目前國際上常用的衡量人體胖瘦程度以及是否健康的一個標準。主要用於統計用途，當我們需要比較及分析不同體重及身高對人健康的影響時，BMI 值是一個中立而可靠的指標。

2）運動評估中的效益

身體質量指數可以評估體重，雖然不是衡量體內脂肪含量最準確的方法，但它是最簡單易行的方法。根據所測量的類型，採用不同的方法計算 BMI。

成人的 BMI 數值：＜18.5 為過輕，18.5～23.9 為正常，24～27 為過重，28～32 為肥胖，＞32 為非常肥胖。

計算 BMI 之前考慮其他選擇。身體質量指數在 25 以下的人被認為是健康的體重，然而如果肌肉百分比高於正常，BMI 可能會更高。在這種情況下，身體質量指數高於 25 並不一定意味著超重。如果是肌肉發達，考慮用皮膚測試來確定是否有過多的脂肪，當然還有水中稱重，雙能量 X 射線吸收儀等一些用於確定身體的脂肪含量的方法。主要用於統計用途，當需要比較及分析體重對於不同身高的人所帶來的

健康影響時，BMI 值是一個中立而可靠的指標。但 BMI 也有不全面的地方，一是適合群體為普通大眾，對某些項目的運動員或健身愛好者來說不適用，因為經常健身的族群，肌肉量較普通人來說較大，BMI 會偏高。二是不能反映實際的身體健康情況。根據世界衛生組織的標準，亞洲人的 BMI 若高於 22.9 便屬於過重。亞洲人和歐美人屬於不同人種，世界衛生組織的標準不是非常適合亞洲人的情況。

1.9.15　24 小時血壓監測

1）定義

24 小時血壓監測是一種連續 24h 監測血壓而不影響患者日常活動的技術，可獲得 24h 內多次血壓數值。通常 15～30min 測定 1 次，取 24h 血壓平均值，包括 24h 平均收縮壓、平均舒張壓、平均脈壓、基礎血壓。該監測可獲知諸多的血壓資料，實際反映血壓在全天內的變化規律，是目前採用 24h 動態血壓診斷高血壓的主要依據。24h 動態血壓監測的作用：①早期高血壓的診斷；②協助鑑別原發性、繼發性和複雜性高血壓；③指導合理用藥，更好地預防心腦血管併發症的發生，預測高血壓的併發症和死亡的發生與發展。

2）運動評估效益

①該監測去除了不定時測血壓監測的偶然性，避免了情

緒、運動、進食、吸菸、飲酒等因素的影響，能較客觀真實地反映血壓情況。②該監測可獲知更多的血壓資料，能實際反映血壓在全天內的變化規律。③對早期無症狀的輕度高血壓或臨界高血壓患者，該監測能提高檢出率，使患者得到及時治療。④該監測可指導藥物治療。在許多情況下可用於測定藥物治療效果，幫助選擇藥物，調整劑量與給藥時間。由此可見，動態血壓監測既可以用於運動療法前患者狀態評估，也可以用於運動過程中血壓監測，還可以觀察治療後血壓變化規律。

1.9.16　運動心電圖檢查

1)定義

運動心電圖檢查是心電圖負荷試驗中最常見的一種，又稱運動耐受力試驗，它是目前診斷冠心病最常用的一種輔助方式。

2)檢測指標

心電學指標：① ST 段下移最大值；② ST 段偏移的方式（下斜型、上斜型、水平型）；③ ST 段抬高最大值；④出現 ST 段改變的導聯數；⑤ ST 段改變恢復至運動前數值的時間；⑥ ST/HR 指數；⑦運動誘發的室性心律不整；⑧ ST 段出現異常改變的起始時間。

血液動力學指標：①最大心率（HR_{max}）；②最高收縮壓（SBP_{max}）；③最大「HR×SBP」乘積；④運動總時間；⑤運動後低血壓；⑥心排血量降低。

應用效益：①協助確診冠心病，並對無症狀者篩選有無隱性冠心病。②估計冠狀動脈狹窄的嚴重程度，篩選高危險患者以便進行手術治療。③測定冠心病患者心臟功能和運動耐量，以便客觀地安排患者的活動範圍和勞動強度，為復健鍛鍊提供可靠的依據。④觀察冠心病患者治療（藥物或手術）的效果。

目前國際間常用的是以達到按年齡預計可達到的最大心率（HR_{max}）或次極限心率（85％的最大心率）為負荷目標，前者稱為最大運動測試，後者稱為次強度運動測試。運動中持續監測心電圖改變，運動前、運動中每當運動負荷量增加一次均記錄心電圖，運動終止後即刻及此後每 2min 均應重複心電圖記錄，直至心率恢復至運動前數值。進行心電圖記錄時應同步測定血壓。

1.9.17 步頻／步幅、速度、爬行高度

1）計算公式

運動速度＝步頻 × 步幅。

步幅和身高的公式：人的赤腳長約是身高的 1/7，單步

長在 166cm 以上的通常為高等身高,身高＝單步長 +1/3 足跡長,單步長在 148 ～ 166cm 的通常為中等身高,身高＝單步長 +1/2 足跡長,單步長在 140cm 以下的通常為低等身高,身高＝單步長 +2/3 足跡長。

2) 步頻

提高快走速度,即提高步頻,這也是競走運動員速度快的祕訣,看他們的競走就知道,他們的步幅不比平常人大,但步頻快得驚人。之所以普通人鍛鍊採用快走,是因為跑步對膝蓋的衝擊力太大,所謂「跑步千好,唯傷膝蓋」。因此,快走採用平常的步幅,加快步頻,即可加快快走速度。因為是運動健身,不是競技,所以,每分鐘 120 步即可認定為快走。

3) 爬行高度

同等運動速度和距離下,增大高度會大幅增加強度,也是最簡單易行的增加運動時間負荷或者衝擊力的方法。

1.9.18　基礎心率、基礎血壓、基礎心電圖、基礎體溫、基礎代謝率

受試對象的基礎生理指標因人而異,並且同一個體在不同年齡、不同病理過程階段也有所不同,所以一定在施行運動治療前,進行精確地測量和多次校正。

第 1 章　揭開心血管運動治療的真面貌

　　對於有心臟病史的治療對象,一定要有初始心電圖,可以精確了解運動前後變化情況,具有非常重要的意義。

(張紅超　陳霞)

第 2 章

運動與心血管系統的科學連結

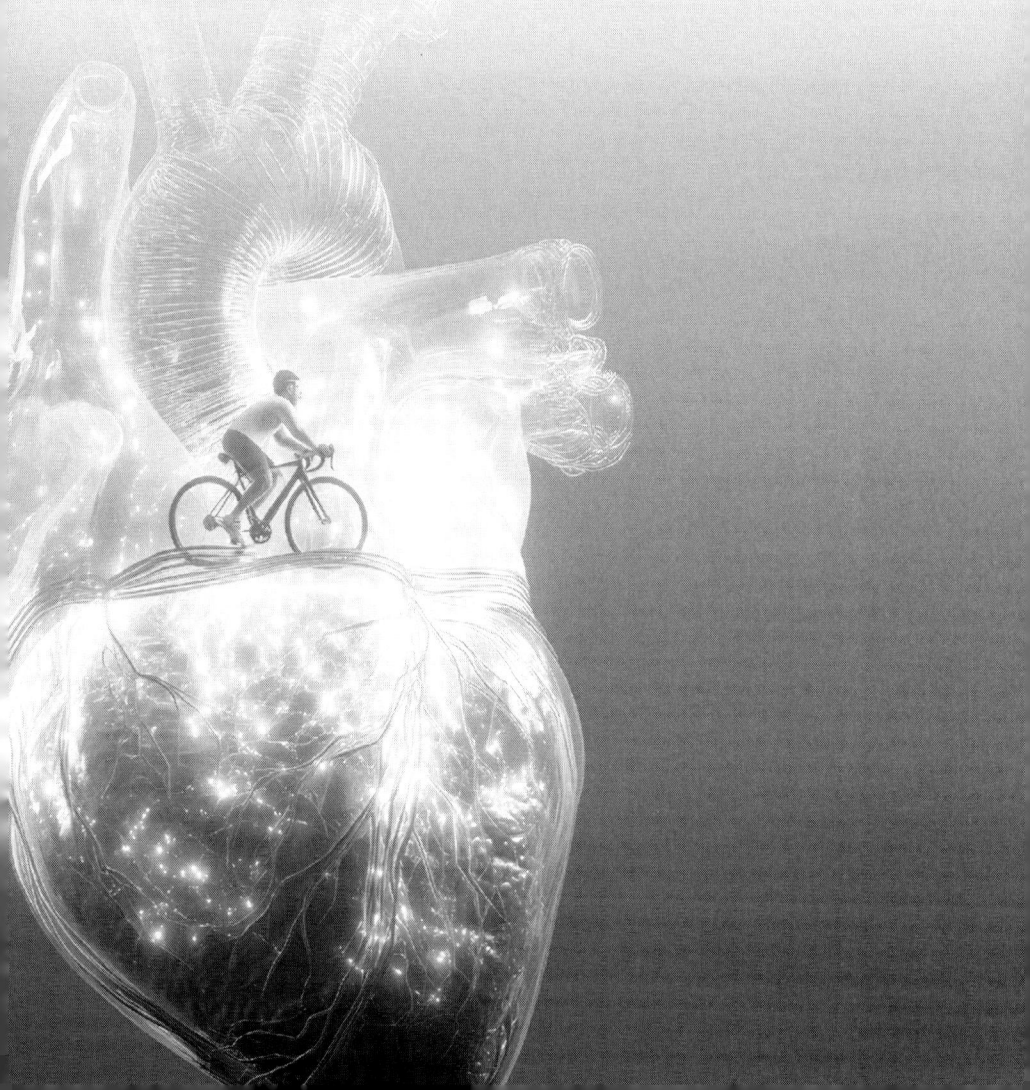

第 2 章　運動與心血管系統的科學連結

2.1　運動時身體的生理變化解析

人體的運動能力可以展現在肌肉力量、運動速度、耐力、靈敏、柔韌等方面，人們若想透過科學的體育鍛鍊提高自身的生理機能，就必須了解影響人體運動能力的生理基礎，以及發展運動能力的方法。

從人體的特點來看，人是一個矛盾的統一體。比如，物質的同化與異化，神經的興奮與抑制，肌肉的收縮與舒展，血液的阻力與推力，呼氣與吸氣，體熱的產生與散發，細胞的增生與死亡等，都表現出人體對立與統一的法則。在運動鍛鍊過程中，人體的生理平衡受到暫時性失衡，過渡到新的平衡狀態需要一個重建的過程，在這個過程中可能出現某些生理反應。這種反應，稱之為「運動生理反應」。有的過程會慢慢消失，而有些反應可能超越人體器官的適應能力，需要給予調整或者處理。

2.1.1　對新陳代謝的影響

（1）運動能促進體內組織細胞對葡萄糖的攝取和利用能力，增加肝臟肝醣和肌肉肝醣儲存，運動還能改善身體器官對糖代謝的調節能力。如在長期體育鍛鍊的影響下，升糖素

分泌的表現就是對運動的適應，即在同樣強度的運動情況下，升糖素分泌量減少，其意義是推遲肝臟中肝醣的排空，延長人體持續運動的時間。

(2)脂肪是在人體中含量較多的能量物質，它在體內氧化分解時放出能量，約為同等量的葡萄糖或蛋白質的兩倍，長期堅持體育鍛鍊能提高身體器官對脂肪的動用能力，為人體從事各項活動提供更多的能量來源。

2.1.2　對運動系統的影響

堅持體育活動，對骨骼、肌肉、關節和韌帶都會產生良好的影響，經常運動可使肌肉保持正常的張力，並透過肌肉活動刺激骨組織，促進骨骼中鈣的儲存，預防骨質疏鬆，同時使關節保持較好的靈活性，韌帶保持較佳的彈性，鍛鍊可以增強運動系統的準確性和協調性，保持手腳的靈活，使人可以輕鬆自如，有條不紊地完成各種複雜的動作。

2.1.3　對心血管系統的影響

適當的運動是心臟健康的必經之路，有規律的運動鍛鍊，可以調節安靜時和鍛鍊時的心率，這就大幅減少了心臟的工作時間，增強了心臟功能，保持了冠狀動脈血流暢通，更好地供給心肌所需要的營養，可降低罹患心臟病的風險。

第 2 章　運動與心血管系統的科學連結

（1）經常參加體育活動可使心肌細胞內的蛋白質合成增加，心肌纖維增粗，心肌收縮力量增強，心臟在每次收縮時將更多的血液射入血管，增加心臟的心輸出量，長時間的體育鍛鍊可使心室容量增大。

（2）運動可以增加血管壁的彈性，這對健康的長期效果來說是十分有益的，隨著年齡的增加，血管壁的彈性逐漸下降，可誘發高血壓等退化性疾病，透過體育鍛鍊，可增加血管壁的彈性，預防或緩解退化性高血壓症狀。

（3）運動可以促使大量微血管開放，因此加快血液與組織液的交換，加快新陳代謝的速度，增強身體器官能量物質的供應和代謝物質的排出能力。

（4）運動可以顯著降低血脂含量，改變血脂濃度，有效地防治冠心病、高血壓和動脈粥狀硬化等疾病。

（5）運動可以使安靜時脈搏徐緩和血壓降低。

2.1.4　對呼吸系統的影響

（1）經常參加運動，尤其是做一些伸展擴胸運動，可以使呼吸肌力量加強，胸廓擴大，有利於肺組織的生長發育和肺的擴張，使肺活量增加，大量實驗顯示，經常參加體育鍛鍊的人，肺活量值高於一般人。

（2）體育活動由於加強了呼吸力量，可使呼吸深度增

2.1 運動時身體的生理變化解析

加,有效增加肺的通氣效率,研究顯示,一般人在運動時肺通氣量能增至 60L/min 左右,有體育活動習慣的人在運動時肺通氣量可達 100L/min 以上。

(3)一般人在進行體育活動時只會利用其氧氣最大攝取值的 60% 左右,而經過體育活動後可以使這種能力大幅提高。體育活動時,氧氣的需要量增加,仍能滿足身體器官的需要,而不會導致器官缺氧。其生理基礎如下:①隨著運動強度的增加,肺泡形態經歷從正常到肺泡腔擴大,再到肺泡壁破裂,最後失去完整性的這一變化趨勢。這種變化使肺組織失去了氣體交換的屏障作用。②隨著運動強度的增加,呼吸膜厚度從正常到增厚,再到變薄,最後直到破裂。這種變化使呼吸膜失去呼吸作用。③隨著運動強度的增加,肺泡孔出現增多、擴張和加大的現象。這顯示當呼吸道出現發炎和呼吸膜水腫增厚影響肺泡通氣時,為了使肺泡間氣體能得到交換,肺泡孔才會出現這種變化。④隨著運動強度的增加,肺泡腔內紅血球和巨噬細胞出現增多的現象。

2.1.5 對消化系統的影響

體育活動加速身體器官能量消耗,能量物質的最終來源是透過攝取食物獲得。因此,運動後會促進消化系統的功能變化,進食量增多,消化功能增強。適宜的體育活動對促進

消化系統的發展有良好的影響。反之，會帶來不良影響。其生理基礎如下。

(1) 經常從事運動，可增加人體能量物質的消耗。反射性地提高了腸胃道的消化和吸收功能。

(2) 運動時由於橫膈膜的大幅度升降活動，對腸胃進行按摩作用，也能增強胃的消化功能。

(3) 因運動時間安排不當，會影響腸胃的消化和吸收功能。如飯後激烈運動，由於血液重新分配，對消化腺的分泌活動和腸胃的蠕動產生影響，從而影響到腸胃的消化和吸收。

(4) 如運動負荷過大或運動時間過長，出現過度疲勞，則有可能影響肝的正常功能。經過一段時間的訓練會逐漸恢復正常，且運動時間短，運動量小，恢復所需時間較短；反之，運動時間長，運動量大，則恢復所需時間較長。

2.1.6　對中樞神經系統的影響

體育活動能改善神經系統的調節功能，提高神經系統對變化的判斷能力，並及時做出協調、準確和迅速的反映。研究指出，經常參加體育鍛鍊，能明顯提高腦神經細胞的工作能力。反之，若體育活動缺乏，大腦皮層的調節能力降低，造成平衡失調，甚至引起某些疾病。

2.1.7 對泌尿系統的影響

運動對泌尿系統的影響較為明顯,主要表現在對腎臟的影響。

(1)短時間大強度的一次性運動後,可使腎小管上皮足細胞增多,從而提高了腎小管對低分子蛋白質的重吸收功能。

(2)長時間大強度的一次性運動後,腎小球微血管出現擴張和充血,內皮細胞內吞小泡增多呈蜂窩狀,內皮小孔間距和孔徑大小不等,基膜總厚度減少,足細胞的突起增多,從而導致腎小體濾過膜的通透性提高,在原尿中出現尿蛋白。

(3)長時間大強度的一次性運動後,腎小管上皮細胞的部分粒線體變得凝聚、腫脹和空泡化,部分內質網擴張,次級溶小體增多。從而降低了腎小管重吸收功能。

(4)研究顯示,不同時間大強度的運動對腎臟可造成一種與運動時間有關的可逆性病理變化,是腎功能增強的一種暫時的適應性反應。然而大強度運動對腎臟的不同程度的影響,在短期內不可能完全恢復。

附:運動中應注意的問題

(1)運動負荷量。在進行力量練習時,應根據自己的實

第 2 章　運動與心血管系統的科學連結

際情況選擇合適的負荷，但無論選用什麼樣的負荷，都要遵循由小至大的原則，切勿突然增加運動負荷造成運動損傷。

（2）動作速度。只要進行動力性肌肉力量練習，就存在動作速度問題，負荷和速度之間有著密切關係，負荷越大，速度就越小。對於青少年來說，爆發力是非常重要的，在力量練習時，選擇適宜的負荷，盡量加快動作速度，對提高肌肉的爆發力十分有益。

（3）練習次數。對於一般體育鍛鍊者來說，沒有必要每天都進行力量訓練，即使是為了專門發展肌肉力量，隔天練習也足以取得理想效果。如果每天都進行力量練習，不僅提高肌肉力量的效果不明顯，而且還會造成整體機能的不協調發展。

（4）已經獲得的肌肉力量，如果停止練習，也會逐漸消失，肌肉力量消失的速度等於獲得肌肉力量速度的 1/3。也就是說，力量獲得的快，消退的也快，所以體育鍛鍊切勿忽練忽停。如果為了保持已經獲得的肌肉力量，力量練習的間隔時間可更長一些，可以將體育活動時間用於發展其他方面的運動能力，每週進行一次力量訓練，可保持已獲得的力量程度。

（張紅超）

2.2 體能活動對心血管與關節健康的雙重益處

從某健身網站公告的資料中，可以看出以下幾個內容：①心血管疾病的復健與運動的關係非常密切，對這些族群的遠期生存有重大意義；②心血管疾病族群的運動需要一定的科學方法；③經常性運動是心血管疾病族群恢復社會生活後的活動，健康指導非常重要，可想而知，心血管疾病早期的運動指導有多麼重要；④心血管疾病運動必須以醫護的指導為基礎，建立運動療法的體系非常重要。運動對心血管疾病的益處：

(1) 減少冠心病發作的次數。

(2) 增加心肌梗塞患者康復後的存活率。

(3) 改善心臟衰竭患者的活動能力、生活品質和病情控制。

(4) 降低糖尿病、膽固醇偏高和中風的風險。

(5) 延長壽命，保持體重適中，減少憂鬱情緒，使骨骼、肌肉和心血管協調工作。

第 2 章　運動與心血管系統的科學連結

2.2.1　心臟病與運動

1）您應該做多少運動

所有心臟病患者應在開始運動計畫前徵詢醫生的意見，看看是否適合增加現階段的運動量，並掌握一套適合自己的運動計畫。適當的運動計畫應涵蓋：運動類別、次數、劇烈程度和持續的時間等內容。醫生建議的運動量會針對患者的個別臨床狀況，如心肺功能、肌肉發達程度和心血管疾病的風險因素等，做出相應調整。

2）心臟疾病患者運動須知

如果您已經很久沒有做運動，應該循序漸進，先做比較輕鬆的運動。在數個星期，甚至數個月之後，才開始增加運動量。確保有足夠的運動前熱身時段和運動後緩和時段，這可以降低運動期間或運動後冠心病發作的機率。

（1）運動時須十分留意心臟病的症狀，如心悸、胸口和胸部不適等。這些症狀一旦出現應立即停止運動並盡快就醫。

（2）運動後的 15min 內不應泡澡或淋熱水浴，以防過度增加心臟壓力。

（3）身體不適時（例如發燒或感冒）不應做運動。

（4）確保運動期間補充足夠水分，並且在潮溼或炎熱的

天氣條件下應適當地調整運動量。

(5) 不穩定型心絞痛患者不宜進行任何經常性的體能活動，直至病情得到控制並在醫護人員指導下進行。

(6) 安裝了心臟節律器的患者應避免進行涉及身體碰撞的運動（如打籃球和橄欖球等），以免破壞心臟節律器。

2.2.2 經常性體能活動對控制體重有奇妙功效

相信您聽說過經常做體能活動可以帶來多種好處。下面都是做運動帶來的好處，其中有多少是您想得到的呢：保持體重適中，健美的身型／體態，對自己更滿意，使肌肉和骨骼更強健，精神飽滿，做事更有魄力，有更多時間與朋友相聚，或認識新朋友。

單單做運動未必能令您的體重恢復正常，但從長遠來說，經常運動的確可以舒緩壓力，預防高血壓、糖尿病和心臟病等。因此，即使體重不能完全因運動而降至正常程度，但使您患上冠心病或中風等併發症的機會大幅減低 —— 每一刻的運動都會對您有所幫助，除了經常運動外，有效而健康地控制體重、調節飲食，也是必要的。

1) 您應做多少運動

一般而言，肥胖族群可參考世界衛生組織對成年人體能活動的建議，即每週最少有 2 天（非連續的）進行肌肉強化

活動和累積 150min（2.5h）的中等強度有氧運動。多年來的研究顯示，體能活動對健康有莫大裨益。可是，若要以運動作為減肥的方法，肥胖族群或需更大的運動量（例如每週做至少 225min 的中等強度的有氧運動）達到目的。個別超重或肥胖的族群可能同時有某些風險因素，例如高血壓、糖尿病或冠心病，不適合完全按上述的建議進行體能活動。因此，肥胖族群應在開始新的運動計畫前，諮詢家庭醫生或專業人士的意見，弄清建議所指明的運動類別、次數和持續時間，並個別化地做適當調整。

2）肥胖族群運動須知

如果您已經很久沒有做運動，應遵守循序漸進的原則，先做較為輕鬆的運動，數週甚至數個月之後，開始增加運動量。個別肥胖族群（尤其是身體質量指數超過 35 的族群）可能覺得做負重的有氧運動很困難，故在計畫的初期可用非負重的活動代替，例如騎單車、游泳或水中運動等。部分肥胖族群可能因關節、肌肉或骨骼的問題，無法做一些動作，在選擇運動種類時要量力而行。不少肥胖族群可能患有隱性的心臟病，運動時要十分留意心臟病發前的病徵，如心悸、呼吸困難和胸部不適等。

2.2.3 經常性體能活動有助於控制糖尿病

可降低糖化血紅素（HbAlc）數值。降低患心臟病、高膽固醇和中風的機率，令您更長壽，保持體重適中，減少憂鬱情緒，使肌肉和骨骼更強健。

運動雖然降低了平均血糖值，但並未能使血糖恢復正常，長遠來說，經常性運動的確可以透過控制體重、舒緩壓力、預防高血壓和心臟病等途徑來促進健康。即使血糖值不能完全因運動而降至正常標準，但患上冠心病或中風等併發症的機會仍能大幅降低。因此，每一刻的運動都對您有幫助。倘若您正服用降糖藥物，運動會減少藥物劑量。

1）您應做多少運動

參考世界衛生組織對成年人體能活動的建議，即每週最少有 2 天（非連續的）進行肌肉強化活動和累積 150min（2.5h）的中等強度有氧運動。多年來的研究顯示，體能活動對健康有莫大裨益。某些糖尿病患者，存在一些風險因素應在開始運動計畫前諮詢家庭醫生的意見，選擇合適的運動類別、次數和持續的時間，並作個別化的調整。

2）糖尿病患者運動須知

如果您已經很久沒有做運動，應遵循循序漸進的原則，先做較為輕鬆的運動，數週甚至數個月之後，開始增加運動

量。運動前後應自我監測血糖並記錄,了解各種運動對血糖的不同影響。約親友一起運動,若出現不適時會有人照應。切勿單獨進行游泳、爬山或划船等戶外活動。謹防運動時低血糖(血糖過低的徵兆包括冒冷汗、發抖、手顫和飢餓),有此情況的需在運動前補充碳水化合物(如含糖飲料或食物)。患有嚴重視網膜併發症的糖尿病患者不能進行劇烈運動或肌肉鍛鍊,會引發視網膜脫落或出血。糖尿病患者應尤其注重足部護理,運動時穿有減震功能的運動鞋,負重運動(如跑步)有可能引起下肢損傷,若足部已有損傷或者潰瘍,應避免進行此類運動。不少糖尿病患者還可能患有隱性的心臟病,運動時需十分留意心臟病病發前的病徵,如心悸、呼吸困難和胸部不適等。

2.2.4　經常性體能活動有助於控制高血壓

收縮壓可減少約 7mmHg,舒張壓可減少約 5mmHg。降低患心臟病、膽固醇偏高和中風的機率,使您更長壽,保持體重適中,減少憂鬱情緒,使肌肉和骨骼更強健。

長遠來說,經常性運動的確可以透過控制體重、舒緩壓力、預防高血壓和心臟病等途徑來促進健康。即使血壓值不能完全因運動而降至正常標準,但罹患冠心病或中風等併發

2.2 體能活動對心血管與關節健康的雙重益處

症的機會仍能大幅降低。因此，每一刻的運動都對您有幫助。運動亦有助於減少高血壓藥物的劑量。

1) 您應做多少運動

參考世界衛生組織對成年人體能活動的建議，即每週最少有 2 天（非連續的）進行肌肉強化活動和累積 150min (2.5h) 的中等強度有氧運動。多年來的研究顯示，體能活動對健康有莫大裨益。高血壓患者應在開始運動計畫前諮詢家庭醫生的意見，選擇合適的運動類別、次數和持續的時間，並作個別化的調整。

2) 高血壓患者運動須知

如果您已經很久沒有做運動，應遵守循序漸進的原則，先做較為輕鬆的運動，數週甚至數個月之後，開始增加運動量。等長收縮類的肌肉強化運動可引發血壓上升，故應避免。若高血壓未有效控制，不應進行過度劇烈的運動。部分降血壓藥物可能會影響身體的體溫調節功能和血糖調節機制，增加運動時會出現中暑和血糖過低的風險，常規服藥的高血壓患者不宜在飢餓或缺水時進行體能活動，並十分留意運動時是否出現中暑或低血糖徵兆（中暑的徵兆包括：大汗、口渴、呼吸困難和疲倦；低血糖的徵兆包括冒冷汗、發抖、手顫和飢餓）。部分降血壓藥可能會影響血管收縮的功

能，運動後易出現血壓過低的現象，患者需增加運動後的休息時間。不少高血壓患者有隱性的心臟病，故運動時需十分留意心臟病發作前的病徵，如心悸、呼吸困難和胸部不適等。等長收縮運動（isometric exercise），亦稱為靜力收縮運動，即在一段時間內肌肉群處於持續收縮狀態，但因收縮的肌肉長度維持不變，所以肢體保持著固定的姿勢，關節不會因肌肉收縮而移動。這種肌肉收縮活動稱為等長運動，例如全身用力推牆並維持數秒。

2.2.5 經常性體能活動有助於治療退化性膝關節炎

減輕關節疼痛，減少使用止痛藥物，舒緩關節僵硬，保持或恢復關節的活動能力，使肌肉和骨骼更強健，延緩關節退化，保持體重適中，減少憂鬱情緒。

關節退化與運動兩者其實不衝突。

不少退化性膝關節炎患者誤以為關節勞損是引發關節炎的主因，而避免活動該關節。其實膝關節退化與腿部肌肉萎縮有著密切的關係，缺乏運動只會令肌肉變得更弱小，加速關節退化。運動是治療退化性膝關節炎不可或缺的一環。醫學研究證明，經常運動有助舒緩關節疼痛、減少患者服用止痛藥量和增強關節活動能力。其實，大部分的退化性膝關節

炎患者,都可以在沒有任何痛苦的情況下騎單車、游泳和做肌肉鍛鍊。一般來說,一些對關節造成較低壓力的運動(例如游泳和騎單車)是優先建議的。

1)您應做多少運動

一般而言,退化性膝關節炎患者也可參考世界衛生組織對成年人的體能活動建議,即每週至少有2天(非連續的)進行肌肉強化活動和累積150min(2.5h)的中等強度有氧運動。體能活動種類方面,一般來說,伸展運動和平衡鍛鍊對退化性膝關節炎患者的病情非常有幫助。個別退化性膝關節炎患者,因病情較嚴重未完全按上述的建議進行體能活動。因此,退化性膝關節炎患者應在開始運動計畫前諮詢家庭醫師或專業人士的意見。

2)退化性膝關節炎運動須知

若很久沒有做運動,應循序漸進,先做較為輕鬆的運動。在數週或數個月之後,開始增加運動量。對於很久沒有做運動的患者,運動後出現短暫的關節不適是正常現象,若不適情況持續大於2h,則要縮短下次運動的時間或降低運動的劇烈程度。在做運動前後須分別有充足的熱身運動和緩和運動,這有助於減少關節痛的出現。如因關節痛而感到難以進行運動,經醫生或專業人士評估後,可在做運動初期服用適量的止痛藥。有嚴重疼痛或肥胖的人可嘗試進行水中運

動，以減輕對關節所產生的壓力。當關節處於急性發炎期時，應避免進行任何劇烈運動。避免選擇對關節造成過度壓力的運動，步行、騎單車和游泳是優先建議的運動，必須穿著減震功能好而又舒適的運動鞋。

（摘編於《香港居民健康建議》）

2.3 運動如何激發人體內在修復機制？

理論上，無論什麼運動，只要合理，對健康一定是有益的。但是，運動療法與大眾體育活動的概念是有區別的。作為治療方法的運動，並非完全自由隨性，需要適合身體器官狀態、結合治療預期目的，必須考慮運動量與結果的關係，是質控下的運動。同樣運動形式下同樣運動量，對不同個體產生的反應、身體器官的興奮性是不同的，在運動療程的不同階段，反應也不同（如圖 2.3.1）。也就是說同樣運動負荷引起身體器官產生的激發力是不同的。所以，在制定運動治療方案時一定要考慮這些因素。

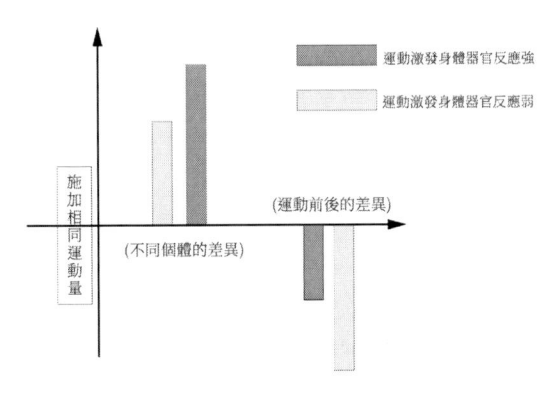

圖 2.3.1　不同個體對運動激發的反應

2.3.1　運動對身體器官的激發力是什麼表現

刺激身體器官反應（stimulus organism response）是指人類身體器官在內外刺激作用下產生的一系列心理生理反應。包括自主神經系統、內分泌系統、骨骼肌肉系統以及腦電波等各種生理活動的改變以及因這種改變而造成的影響。當身體器官得到意向或者指令進行一定負荷的運動後，身體器官會發生精神緊張、心率加快、呼吸急促、出汗、肌肉痠痛等反應。隨著負荷加重，這些反應會越來越明顯，甚至不能堅持。

2.3.2　身體器官對運動刺激的興奮性是什麼

興奮是生理學概念，身體器官代謝、功能從相對靜止狀態轉變為活動狀態，或是從弱的活動狀態轉變為強的活動狀態，稱之為興奮。興奮的表現常見全身躍躍欲試，處於隨時戰鬥的狀態，如全身的器官活躍、敏感，眼見細小，耳聽細微，腦轉急速，情緒高昂，軀體敏捷等，這是神經內分泌協同作用的結果。健康的身體器官對於運動的訊息、運動的啟動，會迅速做出反應，尤其是神經靈敏度、呼吸換氣、血液循環、激素釋放和骨骼肌張力，這就是身體器官對運動刺激的興奮性。反之，體弱或者沒有運動基礎的受試者，興奮反應就比較遲鈍。

2.3.3 身體器官對運動的耐受性如何產生

新的運動模式、新增加的運動量,對身體器官的激發力會更加明顯。也非常容易達到治療目的預期的身體器官反應狀態。但是,隨著治療或者訓練的進行,這個反應性會降低,同樣的負荷量,並不能達到同樣的預期反應。日常我們常常見到人們剛開始鍛鍊時,走一萬步就氣喘吁吁,慢慢地身體就沒有明顯的反應。這是因為身體器官運動能力增強,其生理基礎是心肺功能改善,骨骼肌氧代謝能力增強,乳酸生成減少、排出增加。也就是運動耐受性增加,如圖2.3.2。這種情況不適於代謝疾病、緊張型高血壓、精神心理問題,需要巧妙地根據個體情況進行動態設計。

2.3.4 如何保持運動對身體器官的激發力

身體器官對運動的反應性由兩方面因素決定,一方面,身體器官對運動的神經心理反應性;另一方面,運動系統的移動能力、協調能力、受試者對運動的熟悉程度、耐受程度。前者又取決於神經系統的靈敏度和受試者對運動的興趣。由此可見,提高運動對身體器官的激發力,要從以下幾個部分入手:①提高受試者身體基本功能,合理營養,先從基本輕量活動累積;②提升受試者對運動的靈敏度,介紹運動常識,熟悉運動場地及相關人員;③運動方式改變,長期

進行一種運動模式容易產生身體器官耐受，更換運動方式，比如跑步換為騎車；或者先做伏地挺身數次，心率加快後繼續快走維持心率；④運動負荷增加，如增加運動距離或者負重運動；⑤運動速度（單位時間負荷量）增加，快走變為慢跑。

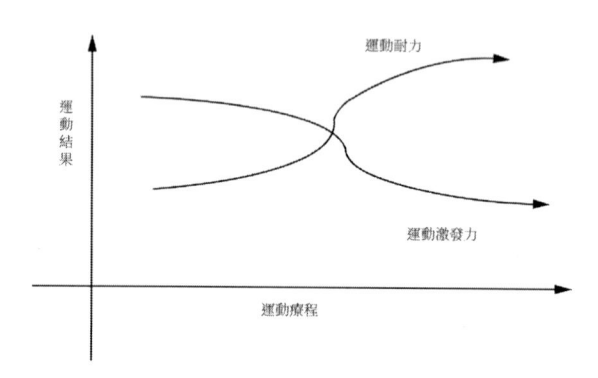

圖 2.3.2　身體器官對運動的耐受性

2.3.5　哪些心血管疾病需要運動激發力治療

首先需要運動激發力的受試者的心臟功能要大致正常，沒有嚴重的心肌缺血、心肌症，沒有心臟室壁瘤、動脈瘤、主動脈剝離、活動期下肢深靜脈血栓、糖尿病足。適於肥胖、代謝異常、高血壓、輕中度冠心病及冠心病復健期、精神心理異常、心血管功能失調、下肢動脈狹窄、動脈炎等。

2.3.6 運用運動激發力不當容易產生哪些異常反應

運用運動激發力實際上就是刺激身體器官神經內分泌及骨骼肌系統產生興奮,從而導致循環系統運轉加快、代謝增強,但是運用不當,或者受試對象選擇不合理容易產生異常反應。

(1)運動性暈厥:在運動過程中,腦部突然血液供給不足,並達到一定程度時,發生一時性知覺喪失現象,稱之為「運動性昏厥」。

對策:平時應經常參加體育鍛鍊,以增強體質。運動時要控制運動負荷,循序漸進,防止過度疲勞。

(2)運動性哮喘:運動性哮喘指氣道高反應性者在劇烈運動後導致急性氣道狹窄和氣道阻力增高的病理現象。多於運動停止後 5～15min 出現咳嗽、胸悶、呼吸困難和喘息等症狀,同時伴有肺功能相關指標下降,30～60min 內可自行緩解。

對策:①運動前使用預防藥物。通常於運動前幾分鐘開始吸入短效 β_2 受體致效劑,如沙丁胺醇吸入劑、特布他林吸入劑。②運動前做熱身運動。運動前的熱身和準備活動可減輕運動性哮喘的發作。③避免吸入乾冷空氣。室外運動時戴口罩,有助於預防運動性哮喘的發作。④運動性哮喘發作

時,應立即停止運動,並吸入 $β_2$ 受體致效劑。

(3)運動性心律不整:運動性心律不整是指人體器官在劇烈運動中或運動後發生的心律不整。從廣義上講,還包括壓力狀態下、體力勞動時發生的心律不整。輕者僅有心悸、頭暈等不適,大多由心房早期收縮、心室早期收縮、陣發性房性心搏過速或陣發性心室上心搏過速引起,嚴重者可能發生致命性快速性心室上心律不整而引發心絞痛、急性心肌梗塞、充血性心衰竭,甚至發生暈厥、猝死。

對策:①做好運動療法前的評估;②對運動療法早期或者運動方案改變早期進行監控;③準備必要的藥物如胺碘酮、普羅帕酮、酒石酸美託洛爾等。

(4)運動性肌肉痙攣:由於肌肉突然猛力收縮或用力不均勻,或因受到過冷水溫(或氣溫)的刺激,或收縮與放鬆不協調等都會引起肌肉痙攣。

對策:在運動前對容易發生痙攣的部位充分做好準備活動,並適當按摩、伸展。

(5)運動性腸胃痙攣:由於準備活動不充分或者在長跑和其他激烈運動時,橫膈膜運動異常,血液瘀積在肝脾兩區,引起兩肋間肌肉疼痛,或者在運動前飲食過多,或者過度緊張引起腸胃痙攣等,都會引起腹痛。

2.3 運動如何激發人體內在修復機制？

　　對策：做好準備活動，運動負荷要循序漸進，並注意呼吸自然，切忌憋氣。如已產生腹痛，可適當減慢速度，加深呼吸，揉按疼痛部位或彎腰跑一段距離，即可緩解疼痛；腹痛嚴重者，應停止運動。

　　運動療法的核心是激發運動對心血管系統直接和間接影響，達到治療、復健、預防、延緩病程的作用。但要做到精準運用，需建立科學的評估、監測、預警體系，才能安全有效。

（張紅超）

第 2 章　運動與心血管系統的科學連結

2.4　錯誤的放鬆方式：
　　不是每種運動都有效

　　理想的運動目標是：要達到身心的充分放鬆，堅決反對把運動變為勞動。因此，我們大力宣傳運動激發力和精神轉移性運動。這對於一些已經有心血管疾病（如晨起高血壓）和精神心理壓力引起的亞健康族群有非常重要的意義。

　　首先我們舉 4 個筆者臨床工作中的真實案例。

　　案例 A：一名 60 多歲的女性，一生操勞，在家庭中倍受尊重，並很有權威。因胸悶、呼吸困難、心悸、失眠以及瀕死感，急診就診，地區醫院發現有冠心病。但是造影結果提示病變並不是非常嚴重，只是病變位置不適宜放支架。於是，在醫學中心進行心臟冠狀動脈繞道手術，手術非常順利。但是術後復健期再次出現心悸、呼吸困難，由於擔心橋血管堵塞，複查冠狀動脈 CT，4 根橋血管，完全通暢，超音波複查心功能也正常，臨床上無解了。無論用哪種方案，使用的前 2 天有效，然後很快就無效。這些現象讓我們進一步研究她的心理狀況，發現她術前一些行為表現就是典型的焦慮症。我們讓她使用抗焦慮藥物，發現效果明顯，返回家鄉。但是好景不常，打電話再次表示心臟不適，多次撥打

2.4 錯誤的放鬆方式：不是每種運動都有效

「119」，也都沒有發現大問題。多種抗焦慮效果也不明顯，1年後，再次前來就診。無奈再次複查 CT，橋血管依然完好通暢。

抗焦慮藥已經給了很大劑量了，怎麼辦？分析老太太的性格發現，她雖然沒有受過什麼教育，但是情商高、心志強，非常愛操心。於是，我們讓老太太學習寫字，從小學生的臨摹字帖開始。我們堅持每天檢查，督促其完成，效果非常明顯，然後鼓勵她走出病房獨立活動，效果非常好。目前已經有 2 年沒來住院，偶爾電話諮詢，也可很快解決問題。

案例 B：這個案例是一名中年婦女，由於瓣膜疾病施行了人工二尖瓣膜置換術，與案例 A 相似的是：術後 1 年仍有呼吸困難、心悸、失眠、煩躁，由於藥物無效前來就醫。經過全面評估，手術和心臟功能沒有問題，追問病史，同樣術前有焦慮、易生氣、失眠等表現，顯示患者的症狀不完全是心臟引起的。與案例 A 不同的是，B 是知識女性，年輕時愛讀書。我們建議她重新開始讀書，並且要求她寫讀後心得以促進她深入讀書，鼓勵她晚上睡不著的時候，就坐起來讀書。半年之後，她打電話來說自己好了，同時也為我們展示了她讀過的一整個書架的書。

案例 C：這是一名非常成功的企業家，四十出頭，畢業於某知名大學，情商、智商很高。會診的主要原因是腦血管

有點問題、精神壓力大。閱讀所有影像圖片，不能斷定血管異常是先天還是後天病變，補充檢查沒有看到太多心血管高風險因素，生活中也沒有過度菸酒嗜好，平常堅持健身，全身肌肉發達。交談中一句話提醒了筆者，他說每天可以步行10公里左右，同時提到，走路不影響思考問題。筆者推斷問題的核心是潛在的精神壓力，一般意義上都會認為運動可以減輕精神壓力，實際上，對於體能基礎已經非常好，選擇運動項目非常熟悉的人來講，「例行」運動近似於勞動，僅僅達到消耗熱量、強健肌肉的目的，不能實現真正意義上的放鬆。筆者建議他進行球類運動，運動同時把自己的注意力完全轉移，效果會非常明顯。

案例 D：這是一位事業心非常強、非常敬業的公務員、博士後研究員、兼職教授，某電視劇的人物原型，青壯年男性。初診時血壓 210/110mmHg，高血壓病史已久，長期服用鈣離子通道阻斷劑，已出現併發症。因過度投入工作，沒有認真關注自己的身體。更麻煩的是心率非常慢，降心率的藥不能用，對血管張力素轉化酶抑制劑（ACEI）類藥物幾乎沒反應，用硝化甘油類藥物出現頭痛，僅剩的 2 種藥物，也有一定的不良反應，更不可思議的是他高中階段還有運動員的基礎。但是，也發現有可喜的兩點，第一，他認知能力非常強，經過共同學習高血壓藥物知識，接受了我們綜合用藥的方案，改變了生活習慣，堅持每天測量 4 次血壓、心率，

2.4　錯誤的放鬆方式：不是每種運動都有效

並記錄成表，對自己的狀況有很深入的理解；第二，初步治療過程中，我們發現雖然他有十幾年的高血壓病史，但血壓竟然有 110/65mmHg 的時候，而且與用藥沒有明顯關係。這說明高血壓與身體壓力狀態有很大的關係，患者本人也發現從年輕時開始就有容易精神緊張的問題。深度的認知和自我管理能力決定了行之有效的行為改變，並開始運動健身。他常規性在中午打乒乓球，並開始進行手杖運動，還結合一些中醫中藥手法綜合治療。1年多時間，體形恢復較好，血壓也開始穩定，人體器官代謝基本正常。可能多數人會感覺到他的生活行為改變和運動是成功的關鍵，實際上，真正成功的關鍵是自我管理能力。

　　雖然這些都是臨床上的個案，但是，心理精神問題影響心血管疾病的現象非常多見，筆者工作中總結兩個特點：①發現90%以上冠狀動脈繞道手術的患者都「個性很急」，心態不好。有些人外在暴躁，有些人表面平靜，但內在是沒耐心。②平時喜愛運動或者按照醫囑多活動的患者，遠期效果明顯較好。所以，對於心血管疾病，良好的心理狀態非常重要。筆者經常要求心臟圍術期的患者要做到「心靜如水」。人類思維的獨特性在於：你越是想清空大腦，不去思考，實際上會更嚴重地去想，或者說，形成新的想與不想的對抗。最好的辦法是用另一種更興奮的東西去替代、驅逐它。據此，筆者提出了「手眼共用」的張氏運動原則。就是選擇運

動形式時，無論量與劇烈程度如何，讓眼睛和手同時參與的運動，基本上可以實現心態變化，容易達到身心放鬆的作用。

運用心態變化方法還有一個問題是：容易接受，不容易堅持。因此，筆者經常要求患者寫感想，記錄我們交流的內容和自己的感受，經常反覆閱讀提醒自己。自我管理能力對大多數人來講都是弱項，需要醫師和家人的幫助。

總結起來，運動可以達到以下幾個目的：促進代謝、消耗熱量、改善循環、增強體力、改善心肺功能、精神心理放鬆。只有科學的安排、專業的指導才能真正地實現其全部目標。

（張紅超）

2.5　建立自我運動管理系統

　　運動療法的效果取決於運動策略的執行情況。在實際執行中，由於運動治療是一個緩慢致效的過程，短期內顯性效果不明顯。所以，對於一部分患者來講，自我管理相對落後是實現運動治療的主要障礙。從這個角度講，我們不僅需要科學的運動治療方案，同時也要注重提升或者彌補受試者自我管理能力，彌補的措施就是建立專門的專業性指導機構，讓自我管理與專業醫療結合促進健康。

　　自我管理的影響因素有很多，比如自我認知、運動興趣和運動習慣等。認知是核心，健康是一種幸運，健康也是一種能力。為什麼這麼說呢？隨著現代醫學科學的進展，越來越突顯出一個特點：疾病與先天的遺傳條件和自然意外的關係更密切，這些情況不因我們個人意志而改變。所以說，有個健康的身體非常幸運，應該珍惜愛護；反之，如果身體的基礎條件比較差，更應該透過努力創造條件，避免或者延緩一些危險因子誘發疾病的發生、發展，這就要求自己有更高的健康管理能力。因此，一定要充分理解和精確地定位醫學在健康中的作用，既不能不信現代醫學，更不能過度依賴醫療而忽視自我管理，以下三點非常重要：①醫療對生命的作

第 2 章　運動與心血管系統的科學連結

用 —— 輔助、渡過危機時段、解讀指導；②自我管理在生命健康中的作用是一個長期的過程；③生命的高品質取決於高品質的醫療與藥物，以及高度的自我管理能力。

運動療法實施的效果關係到以下四個因素：自我認知、運動興趣／習慣、有無專業指導和能否長久堅持。筆者將健康管理的危險程度從優到差，分為五級，一級（理想）、二級（優良）、三級（尚可）、四級（警惕）、五級（危險）。

四個因素與運動效果的關係見表 2.5.1。

表 2.5.1　Horn 運動治療的預警危險分級

自我認知			興趣／習慣			長久堅持			專業指導			效果分級
好	可	差	佳	中	無	好	可	差	有	偶爾	無	建議專業機構
●			●			●			●			一級，可不需要
●									●			二級，維持
●			●			●				●		一級，建議
●					●		●				●	四級，強烈建議
	●			●			●			●		一級，理想
												三級，加強
	●				●			●			●	四級，強烈建議
		●	●				●			●		二級，維持
		●		●			●			●		四級，強烈建議
		●			●						●	五級，強烈建議

2.5 建立自我運動管理系統

　　從表 2.5.1 可以看出，在運動過程中自我認知對運動有非常強的正向作用，與運動效果也有密切的關係，認知力差的受試者更需要專業醫護的指導；運動興趣達到次要作用，並且與認知關係密切；專業運動指導對多數受試者是非常必要的。相信很多朋友自己對照表 2.5.1 都會對自己的狀況感到吃驚，健康自我管理，是自己一生的必修課，從這個意義上講，自己才是自己最好的醫生。

　　有一種誤解是把自我健康管理能力等同於自我管理能力，二者有相關性但是並不等同。很多人認為自己的自我管理和自我約束能力很強，健康管理不是問題。但實際上，這種人雖然工作效率很高、成績很突出、事業很輝煌，但是生活健康狀況很普通。近年來，我們看到很多很有成就的學者、專家、企業家、媒體人英年早逝，更突出的是一些優秀青年醫學專家也發生猝死，這足以說明，對專業、事業、學業的自我管理能力並不能等同於健康管理能力，甚至有的時候是衝突的。分析原因，在於這些人沒有把自己的認知能力投放在健康方面，或者是健康管理的時間、精力被剝奪。尤其是所從事的專業與健康知識相去甚遠，不易融通的族群，更容易表現出自我健康管理能力與自我管理能力不平衡。

　　在此，有必要再次強調，制定一個運動處方前，尤其是心血管疾病運動處方，千萬要注意受試者對運動意義的自我

第 2 章　運動與心血管系統的科學連結

認知程度，必要時需要進行單獨約談進行心理輔導，還可以建議加入專業的運動指導機構進行輔導。

（張紅超）

2.6 激發運動興趣與持續力的方法

為什麼要求建立運動興趣？它為什麼這麼重要呢？首先它的意義在於，沒有運動興趣的建立，就沒有運動的堅持，沒有運動堅持，就談不上運動的療法。許多受試者有很好的運動方法，有很好的運動理想，但是實現不了，或者堅持不下去，這是為什麼呢？因為這些受試者當時可能接受或者堅持很好，但是不能持續地堅持下來。有些覺得沒有什麼明顯效果，有些對人和場景產生厭倦情緒甚至敵對的情緒，有些人甚至把運動療法的效果與藥物相比。所以建立良好的運動興趣是運動療法的理想開端。

2.6.1 受試者對運動療法的認知

運動既是一種維護健康的方法，同時也是一種治療的方法，尤其對於心血管疾病來說，運動絕不是簡單的康復途徑，運動療法在某種意義上可以替代藥物，甚至可以媲美一些侵入性治療、手術等治療方法。但是，必須讓患者了解，運動是緩慢致效的過程，也是成本最低又沒有什麼不良反應的治療方法。在治療過程中，還要讓受試者了解：①受試者

的心血管是什麼狀況？是什麼原因造成的？面臨著什麼問題？②運動對他有什麼樣的幫助？可以產生什麼樣的後果？③什麼樣的運動方法、什麼樣的過程對自己最合理最科學？能達到什麼樣的目的、對自己能達到什麼樣的益處？安全性如何？如何應對或者調整運動方案？

2.6.2　必要的心理輔導

要對受試者進行心理輔導，這是個重要但容易被忽略的問題。因為很多受試者剛開始容易接受、實施運動方案，但是，時間久了就逐漸開始放鬆，甚至完全放棄。為什麼呢？受試者會有各式各樣的原因，比如工作、生活壓力大，有的人會說沒有興趣，或者效果不好等。實際上，運動是緩解壓力最好的方法，善於運動的受試者並不需要專門的大量時間，運動興趣感強的受試者會在很多地方擠出時間運動，甚至在工作過程當中也會運動。如何做到合理的運動是要讓受試者了解：①運動療法是一個緩慢的過程，治療效果是在遠期顯現的，並不是急性過程，是個整體健康的計畫方案。②運動方式不適合受試者的形體，在早期運動不協調的情況下表現更為突出，會遭到別人的嘲笑，這樣就會慢慢地在潛意識中進入負面的暗示。所以我們需要告訴受試者健康是自己的事，同時要結合受試者自己的愛好及原始條件探討運動方

式。③運動療法一定以運動量和運動目標來衡量,盲目的運動形式和運動量往往適得其反。④從心理適應到習慣建立是一個漫長的過程,受很多因素影響,一定要有耐心,不斷地調整、疏導並建立信心。

2.6.3 必要的社會幫助

心理學研究發現,6～11歲即小學階段的主要危機是勤奮感對自卑感,這個階段的兒童追求學業完成時所獲得的成就感及師長的認可與讚許。如果兒童在體育課或遊戲活動中不斷取得成就並受到成人的獎勵,兒童將以成功為榮,利於養成樂觀、進取和勤奮的人格;反之,如果教學不當、多次受挫或其成就受到漠視,兒童容易形成自卑感。因此,體育活動中的成功體驗和教師的肯定和獎勵是小學階段健康人格塑造的基礎。運動習慣的建立需要別人的幫助,尤是在早期運動興趣建立階段。早期階段可以和朋友、家人,或是一些運動愛好者,或者加入運動群體,建立興趣。比如參加社團、參加旅行團等,透過這樣的活動,讓運動從群體運動逐漸轉化為個體運動。在這個過程中讓受試者能感覺到運動帶來的身體的快感和愉悅。從理論上講,運動有一定的成癮性。比如運動可以引起下視丘麻黃素受體、嗎啡受體改變,從而產生「成癮」性,可以看出運動是可以建立興趣的,這

樣運動就容易堅持下去。切記，沒有興趣的運動在某種意義上就變成了機械性活動。

2.6.4 需要一些設備的輔助／管理

　　輔助設備對運動興趣的建立是有益的。比如健身器材、穿戴式裝置，還有一些運動軟體，較好的運動器材可以讓受試者的運動輕鬆愉快並且有趣，把簡單重複運動的勞動模式轉換為趣味模式。不擅長運動的受試者在開始運動的早期藉助健身器材可以促進完成運動總量。剛剛開始接受運動治療的受試者，疲勞感會大於欣快感，會感覺到自己身體無限的匱乏，甚至會產生厭倦，達不到預期運動的效果。因此運動器材不僅可以讓受試者感覺運動過程比較輕鬆，同時也增加受試者的興趣。一些運動軟體可以達到運動提醒作用，運動量估算，還可以建立「群組」，有互相促進、互相監督、互相鼓勵、互相競爭的作用。有些運動軟體系統，可以對受測者進行職能服務，不斷地進行精神心理上的鼓勵。甚至一些手機運動軟體，不僅可以達到督促作用，還可以提供一些生理指標的監測作用，指導合理運動。

2.6 激發運動興趣與持續力的方法

2.6.5 運動方法的多樣性、生活化

目前很多運動處方死板僵硬，比如每天必須走多少公里，身材偏胖的人開始一定受不了。對於愛面子、年齡大的人要求去練瑜伽也較難。太極拳是個好運動，但對於先天協調性差的受試者學習起來非常費力。理想的運動模式設計是多種選擇、不拘形式、甚至是複合運動模式，另外，對於運動興趣沒有很好建立又比較愛面子的受試者，一定要注意方法，嚴禁「興師動眾」，要把運動療法盡可能變得生活化。

2.6.6 運動可以從一個長途旅行開始

組織一些朋友或者是家人進行長途旅行，旅行在某種意義上就是各種運動的組合。在旅行過程當中，主動地增加一些有趣的運動項目，或者說是遊玩項目，從這個過程當中體會到運動的快感、從而增加運動興趣。因為在旅行途中，受試者在放鬆狀態很容易忽略自己的形體，不會增加受試者的厭倦感，再加上美景的刺激，伴侶的溫暖陪伴，更不容易感到疲倦，更容易建立興趣。最關鍵的是可以暗示受試者認知自己的身體狀況可以勝任許多運動形式，逐漸轉換為熱愛運動的習慣。

運動興趣的建立不僅是受試者自己的責任，同時也是運動療法處方制定者必須為患者考慮的。運動興趣的建立，是

運動療法能否得以實現的最關鍵的因素之一。困難在於，這不是一個人可以獨立完成的過程，也不是一個醫生能夠單方面完成的問題，而是需要醫生和受試者，甚至受試者的朋友家人和身邊的社會群體，共同努力來協助完成的一個過程。

　　運動興趣和運動愛好是兩個不同的概念。在日常生活中人們常常把運動興趣與運動愛好當作一回事，實際上兩者是有區別的。運動興趣是人們積極理解、探究或參與體育活動的心理傾向，運動愛好則是主動參與、從事某項體育活動的傾向。當運動興趣發展成為從事某種體育活動的傾向時，就變成了運動愛好。運動興趣與運動愛好在大多數情況下是一致的，是緊密相關的。一個人對某項體育活動的愛好必須建立在對這一運動的理解興趣基礎之上，但人們對某項體育活動感興趣，卻未必一定會去從事相應的運動。我們的目標就是：把運動興趣發展為運動愛好，達到運動療法的穩定療效。

（張紅超　陳霞）

2.7　有氧與無氧訓練的階段性應用

2.7.1　什麼是有氧運動

有氧運動是指人體在氧氣充分的情況下進行的體育鍛鍊，即在運動過程中，人體吸入的氧氣與需求相等，達到生理上的平衡狀態。簡單來說，有氧運動是指任何富有韻律性的運動，其運動時間較長（15min 或以上），運動強度在中等或中上的程度（最大心率的 75%～80%）。有氧運動是一種恆常運動，是持續 5min 以上還有餘力的運動。有氧運動和力量訓練同樣具有健身的效果，不同的是有氧運動先消耗脂肪，而力量訓練先消耗體內的糖，而且在相同時間內，有氧運動消耗的熱量比力量訓練消耗的熱量多。有氧運動是心血管健康的主要方式，但是並不適於所有運動療法，值得注意的是心血管疾病受試者的有氧運動標準應與正常人有所區別。

2.7.2　什麼是有氧能力

美國心臟協會（America Heart Association，AHA）對「有氧能力」的定義是：人在進行體力工作時把大氣中的氧

氣輸送到（細胞中的）粒線體的綜合能力，有氧能力因此代表著人的整體健康程度（… the integrated ability to transport oxygen from the atmosphere to the mitochondria to perform physical work. … it is thus considered a reflection of total body health）。AHA 的科學宣告指出，增加有氧能力對人的健康作用很大，每增加一個能量代謝當量（metabolic equivalent of energy，MET），能增加人的生存（survival benefit）可能高達 8%～35%。

2.7.3　有氧運動能力的測定方法

根據目前的研究結果，有氧運動能力是人類預期壽命的一個重要預測因子，因此檢測有氧運動能力是目前運動生理學的研究重點。最高標準是直接測定的方法，即運動員以某種運動負荷方案，使用功率計作功，透過氣體代謝儀測定出吸入氧氣和呼出二氧化碳的濃度。常見的功率計有跑臺、功率腳踏車、划船功率計、游泳槽等。直接測定需要精密儀器，花費也高。一般情況下採用間接測定即可，這種方法基本上都是透過亞極限強度下測定心率，推測有氧運動能力。常用的方法有 Astrand 列線圖方法、Cooper 試驗、臺階試驗等。運動生理學常用最大攝氧量（VO_{2max}）和無氧閾值（AT）指標表示有氧能力，無氧閾值通常是血乳酸和通氣閾上位概念。

2.7 有氧與無氧訓練的階段性應用

　　VO_{2max} 直接測定主要有兩種方法：①心血管測定法（cardiovascular measurements）是透過測定最大心輸出量和動靜脈血氧差來測定最大攝氧量，這種測定方法是有損傷的，實際應用較少。②呼吸測定法（respiratory measurements）是透過對呼出氣體的分析基礎上測量最大攝氧量，是一種無創傷的直接測定方法，目前廣泛採用，通常所說的直接測定就是指呼吸測定法。直接測定法通常在實驗室進行，測定時讓受試者在功率計上進行漸增強度的運動負荷試驗（graded exercise testing，GXT），用呼吸測定法時收集運動過程中呼出的氣體並進行定時定量分析，透過計算判別呼出 O_2 和 CO_2 氣量的含量，得出 VO_{2max}。

　　常用的人體運動負荷裝置：跑臺、功率腳踏車、手臂測功計、划船測功計和臺階。在跑臺上所進行的運動，其動作簡單，多數受試者可以在短時間內易適應，運動時動員的肌肉多，可以誘發人體產生全身性最大生理反應，容易控制強度。缺點：運動中獲取某些生理指標困難（如採血、測量血壓），笨重不易攜帶，價格昂貴。功率腳踏車（cycle ergometer）的優點：運動負荷時上肢保持相對穩定，容易測定血壓和採血；由於坐位運動，體重對運動負荷影響不大，這對於運動較強且體重變化較大的受試者進行機能時十分重要；可以根據測試要求，改變受試者姿勢（如臥位測量心電圖）。缺點：腿部負荷較大，易產生局部性疲勞；運動總負荷比跑

臺運動小，不易產生最大運動生理反應。臺階是一種透過克服自身的體重產生的運動負荷。優點：簡單、便宜、攜帶方便；根據需要自行設計臺階高度；適合多數人測試，適合普通健康族群。缺點：運動負荷量不易計算；運動負荷小；運動形式枯燥乏味；不適合專業運動員測試。

2.7.4　有氧運動與無氧運動的區別

　　有氧運動就是在氧氣充足的狀態下進行的體育活動，可以這麼簡單的理解，任何持續時間較長，韻律性較強，心率維持在最大心率的60%～80%的運動都可以稱為有氧運動。有氧運動的心率通常在每分鐘130次左右為最佳，也就是我們說的「黃金心率」。常見的有氧運動：步行、快走、慢跑、競走、滑冰、長距離游泳、騎腳踏車、打太極拳、跳健身舞、跳繩、做韻律操、球類運動如籃球、足球等。

　　無氧運動是相對於有氧運動而言，比如跑步，如果是短跑，那基本上就屬於無氧運動。因為這是短時的，爆發性的，在這麼短的時間裡氧氣幾乎來不及參與供能。如果心率達到每分鐘150次時，這時的鍛鍊就開始為有氧與無氧的混合代謝了，如果心率達到了每分鐘160次，甚至180次以上，這時的運動就已經屬於無氧運動了。真正發展肌肉的運動是無氧運動，透過對比長跑運動員和短跑運動員的體型就

可以了解，短跑運動員要強壯得多，長跑運動員體型較消瘦。常見的無氧運動：短跑、舉重、投擲、跳高、跳遠、拔河、伏地挺身、潛水、肌力訓練（長時間的肌肉收縮）等。

2.7.5　運動療法與有氧運動

　　有氧運動的核心是氧氣供應和氧氣需求的平衡，有氧能力的核心是人體器官運送氧氣的能力、消耗氧氣的能力，這個基本概念對心血管復健顯然是有益的。但是現有的關於有氧運動的概念，尤其是測定方法，並不適合心血管疾病運動療法。現有的有氧運動概念體系適合於心肺功能正常，適用於預防心血管疾病發生的社會健身運動。但是，對於心肺功能已經異常的受試者來講，他們的供氧能力已經顯著降低，就不能用現有的測試方法或者指標來評定有氧能力，更不能用現有的指標或者方法來制定運動治療的方案。典型的情況是沒有考慮到心律不整、有冠狀動脈潛在缺血或者瓣膜病代償期的受試者，也沒有心血管疾病早期的運動治療方法。因此，筆者團隊制定了心血管疾病患者的運動需求分層法。我們把心血管疾病對運動的需求分為五個層次，另外附加一個精神轉移需求層面，形成 5+ 的評估方法，我們稱之為「Horn 5+ 分層法」。見圖 2.7.1。

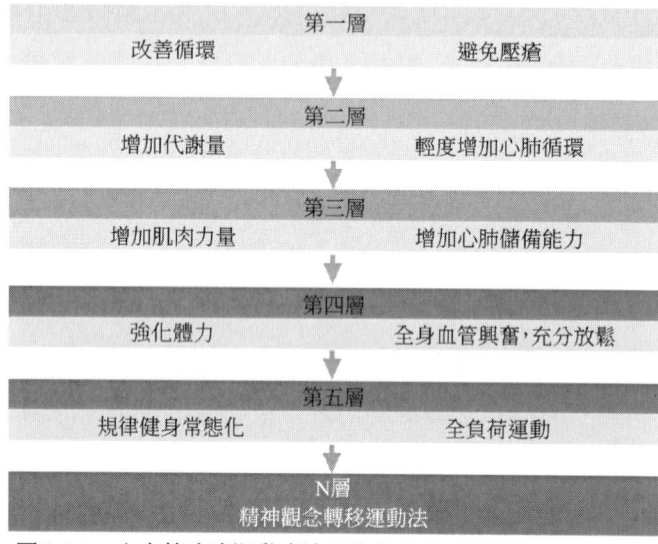

第 2 章 運動與心血管系統的科學連結

```
第一層
改善循環          避免壓瘡
    ↓
第二層
增加代謝量         輕度增加心肺循環
    ↓
第三層
增加肌肉力量       增加心肺儲備能力
    ↓
第四層
強化體力           全身血管興奮，充分放鬆
    ↓
第五層
規律健身常態化     全負荷運動
    ↓
N層
精神觀念轉移運動法
```

圖 2.7.1　心血管疾病運動療法目的生理分層（Horn 5+ 分層法）

這個方法更適用於已經有心血管疾病、心臟衰竭患者的評估和運動療法的選擇。從 Horn 5+ 分層法來看，二～四層以有氧運動為主，四～五層可以運用無氧運動。

（張紅超　陳霞）

2.8 氧氣治療輔助法：吸氧、氧艙與負氧離子怎麼選？

前文已經提到有氧運動對健身的重要作用，但是對於已經有心血管疾病的受試者，常規的有氧運動標準已經不再適用。在現實生活中，很多人知道將年老體弱的親人送到負氧離子旺盛的森林氧艙、天然氧艙，在冬季將他們送到南方溫度、溼度、氧氣濃度高的沿海城市進行遷徙式越冬。這顯然可以減少心血管疾病的發生，促進心血管疾病的康復，它的作用可能是多方面的，其中解決供應氧氣、適宜環境下不自覺的運動量增加是主要因素。

自美國庫珀有氧運動概念建立以來，吸氧下運動復健的效果已經得到充分肯定，臨床上吸氧運動主要應用是經鼻吸氧和經面罩吸氧。對於已經有循環攜氧能力降低的受試者，吸氧條件下適當運動對心血管疾病有確切的療效，但是其弊端也是顯而易見的：①由於管路的牽絆，限制了受試者活動範圍，必須在醫院這類有氧氣源的場所，基本上是床上或者是原地活動；②場景、氣流對鼻腔的衝擊，面罩的不適感讓受試者情緒急躁，不容易接受；③運動的形式也受到大幅的限制；④由於氧氣可能洩漏，還有一定的危險。

第 2 章　運動與心血管系統的科學連結

　　有個需要提醒注意的問題，目前研究結果並不主張患者在安靜狀態下高濃度吸氧，保持很高的血氧濃度實際上對人體是有害的。但是一些心血管疾病受試者，如果進行運動療法時，由於循環供氧能力滯後，運動時無氧代謝增加，可能運動耐力降低，甚至誘發疾病發作，所以，帶氧運動可以儘早開始運動療法，促進全身狀態恢復，形成良性循環。這與安靜狀態下吸氧是兩個不同的概念。

　　氧氣治療的目的是增加氧氣供應、減少無氧代謝、提升心血管系統對身體器官的支持能力。因此，提高這種能力可以從兩部分著手，其一是提高環境氧氣濃度，讓空氣中氧氣的比例高於 21％；再者就是提高組織對氧氣的利用能力，這就是我們所說的負氧離子。

　　空氣負氧離子是一種帶負電荷的空氣微粒，稱之為小負氧離子團，具有良好的生物活性。對人體健康有很好的作用，負氧離子能有效啟用空氣中的氧分子，使其更加活躍進而被人體所吸收，能促進人體新陳代謝，提高免疫力，調節機能平衡，它像食物中的維生素一樣，對人的生命活動有著很重要的影響，所以有人稱其為「空氣維生素」，有的甚至認為空氣負氧離子與長壽有關，稱它為「長壽素」。除人體的吸收外，負氧離子還有直接淨化空氣的作用。在自然界中，大氣離子雖然看不見也摸不到，但人們卻可以感受到負

2.8 氧氣治療輔助法：吸氧、氧艙與負氧離子怎麼選？

氧離子的存在，讓人產生明顯的舒適感。

當空氣中產生了足夠的負氧離子後，人們即使身處陋室也可如身處森林和瀑布旁邊一樣，感覺心曠神怡，因此稱之為氧艙。例如在雷雨天氣之後，人們會感覺心情舒暢、空氣清新，這就是因為空氣中灰塵等降低，負氧離子增加的原因，所以人們追求的天然氧艙──森林。同時也可以人工製造負氧離子，模擬氧艙。那麼，植物負氧離子有什麼特點呢？其實植物負氧離子就是負氧離子。兩者的區別在於，負氧離子──獲得 1 個或 1 個以上的電子（電子帶負電荷）──帶負電荷的氧氣離子被稱為「負氧離子」。植物負氧離子──透過植物萃取合成，釋放出小粒徑、高活性的負氧離子。所以，兩者是差不多的。植物釋放負離子量綜合排名：彩葉草＞吊竹梅＞吊蘭＞泡葉冷水花＞燕子掌＞蘆薈。因此彩葉草更適合放置於家中。不過透過放置綠植來增加空氣負離子的舉動可謂是「杯水車薪」，即便是釋放負離子濃度較高的植物，最多也只能使空氣中負離子濃度增加百餘個，距離空氣品質的標準（負離子濃度 1,000 個以上）也差了許多，顯然，達不到醫療的目的。

由於氧氣治療的益處，出現了醫療氧艙、家庭氧艙、汽車氧艙等。氧艙是指備有輸氧裝置專供人吸氧氣的營業性場所。氧艙要從功能、使用便利性和價格等部分考慮。有些氧

第 2 章　運動與心血管系統的科學連結

艙除了可以產生臭氧和負氧離子外還帶有各種空氣過濾。氧艙的核心環節是製氧。製氧機的原理是利用空氣分離技術，首先將空氣高密度壓縮，再利用空氣中各成分的冷凝點不同使之在一定的溫度下進行氣液脫離，再進一步精餾。氧氣通常是透過此物理方法得到的，大型空氣分離設備通常設計的較高，為的是能讓氧、氮等氣體在爬升與下降的過程中充分置換溫度，得以精餾。家用製氧機工作原理：利用分子篩物理吸附和解吸技術。製氧機內裝填分子篩，在加壓時可將空氣中氮氣吸附，剩餘的未被吸收的氧氣被收集起來，經過淨化處理後即成為高純度的氧氣。分子篩在減壓時將所吸附的氮氣排放回環境空氣中，在下一次加壓時又可以吸附氮氣並製取氧氣，整個過程為週期性地動態循環過程，並不會消耗分子篩。目前氧艙設備採用比較先進的變壓吸附原理，效果更好。工作原理是透過負離子產生器將低電壓透過升壓電路升至為直流負高壓，利用碳纖維毛刷尖端直流高壓產生高電量，高速的放出大量的電子（e^-），而電子並無法長久存在於空氣中，立刻會被空氣中的氧分子（O_2）捕捉，形成負離子，因為負離子多為氧離子和水合氫離子等。

　　對於運動療法，傳統的氧氣治療、負氧離子顯然受到環境場地的限制，因此，非常需要能夠容納允許受試者簡單的自由運動的大型氧艙。隨著人們接受把運動作為一種治療方

2.8 氧氣治療輔助法:吸氧、氧艙與負氧離子怎麼選?

法的深入理解,理論上需要高濃度氧艙。高濃度氧艙就是受試者心肺功能條件建立密閉的不同氧氣濃度室內空間,可以容納受試者在空間內完成一些基本的運動。

高濃度氧艙需要的基本條件:氧氣源、二氧化碳清除系統、溫度溼度調控系統、除菌淨化系統、氧氣含量檢測儀、二氧化碳監測儀、必要的運動器材、心電監護系統。空間大小允許受試者可以走動(可以合理利用走廊)。空間氧氣含量可以控制在 30%、35%、40%、45% 等。受試者可以根據自己情況,在醫師指導和這樣的環境中進行運動治療、恢復心肺功能。條件好的還可以留居更長時間休養。在嚴重霧霾天氣,高濃度氧艙也是心肺功能不好的族群的上等選擇。

(張紅超 陳霞)

2.9　為什麼每天走路能延長壽命？

步行是人類最簡單易行的活動方式，步行被世界衛生組織認定為「世界上最好的運動」，人們所講的運動指的都是「走動」。每走一步可推動人體 50%的血流動起來，活血化瘀，可擠壓人體 50%的血管，是簡單的「血管體操」；每走一步至少可運動 50%的肌肉，有助於保持肌肉總量。研究表示，如果一週健步走 7 個小時，分日進行，可以將冠心病和其他心臟病的發生率降低 30%。所以，很有必要把步行作為專題予以討論。這種鍛鍊方法看似簡單，但如果動作不對，不僅不能達到健身作用，反而會對身體造成傷害。

走路是人類最基本的、參與時間最多的運動方式。大多數人都可以走路，甚至很多肢體障礙者也能使用助行器或其他輔助設備來步行。儘管我們每天都離不開走路，但是很多人一聽說運動，就想到專業的場地、高級的設備、強壯的肌肉，會覺得離自己太遠，「還是算了吧」。其實，對多數人來講只要堅持，掌握科學的方法，即使只是走路也能達到健身和治療的效果，可以解決很多人的健康需求。走路有兩個直接的優點，一是它很容易做到，二是受傷的風險低。走路不需要或者只需要很少的花費，不需要特殊的裝備、衣服、設

2.9 為什麼每天走路能延長壽命？

施或訓練。因為走路非常符合普通人的日程安排、需求和能力，所以如果你一直不怎麼活動，那麼走路是開始運動的好方法。

為沒有步行習慣、或者不喜歡步行的族群總結原因，常見以下情況：①認知錯誤，這種心理比較普遍，多數認為每天忙碌，活動量已經不少了，實際上不能完全替代步行；②肥胖或者認為自己形體不好，容易出醜。實際上，熱愛運動的人都熱愛生活，不會顧及別人的感受；③走路出現不適，不能堅持，更普遍的問題是方法不當走出了問題；④繁忙沒有時間是常見原因，實際上，只要有想要步行的想法，上班途中、等候公車、捷運時都是走路的時機。步行運動之後最常出現的是疼痛。「好」的疼痛是鍛鍊時正常的生理現象，通常表現為肌肉、關節部位的酸脹或灼熱感。它持續幾秒鐘至幾分鐘，少數情況下會延續到運動結束以後，即「好」的疼痛和局部性疲乏是暫時的，並不需要停止運動，只要稍微休息，等疼痛消失後就可以繼續。「壞」的疼痛是肌肉受傷的一種表現，警示運動不當或運動過度。臨床上表現為劇烈的疼痛、腫脹、無力與神經麻痺。它不會因短暫的休息而消失，甚至可能逐漸加劇。當疼痛持續兩天以上，或是影響了日常活動，伴隨肌肉無力、麻痺及關節腫脹時，應馬上就醫。為預防「壞」的疼痛，最重要的是根據能力調整運動強度。運動前做好熱身及伸展，一有不適便休息，待恢復正常

後再繼續，或換另一種運動，不要對同一骨骼、肌肉持續施加壓力。

走路最常見的疾病問題就是「關節疾病」，由於關節疾病導致停止運動的族群非常多。所以，保護好關節是長期步行健身的重要環節。因此，一定要注意以下幾個問題：

(1) 暖身：在活動之前先做一些熱身活動，尤其是對於有退化的關節。周圍肌群的協調有利於關節的穩定性，適度熱身鍛鍊，慢慢起步，等到足部有些發熱，再遞增速度。快完成運動計畫時，要慢慢減緩速度，不要馬上停下來。

(2) 姿態：正確的姿態非常有利於保持身體的力線，不合理的姿態容易費力、局部性肌群耗損、易出現疲勞感、不易達到放鬆的目的，走路時身體盡量挺直，讓脊椎成一直線，眼睛直視前方，健步走時要慢慢收緊小腹，然後隨著運動的頻率慢慢舒展，這樣一收一舒之間就能很好地鍛鍊腹部肌肉，慢慢過渡到腹式呼吸。最好少帶不必要的物品，如果一定要帶，也要注意重量控制，以步行時不覺得負重吃力為宜。

(3) 路線：市區內步行首先要選擇安全路線，一定要避開車輛密集的區域，此外，要根據自己的運動能力、心肺功能情況選擇是否需要坡度或者臺階增減單位時間運動負荷量，增加走路對身體器官的激發力，如果關節有受傷可以避

2.9 為什麼每天走路能延長壽命？

免臺階、跑步機，可選擇塑膠跑道或使用手杖，塑膠跑道可減少關節衝擊力，手杖則在減輕關節承重的同時增加上肢肌群活動，使得效果倍增。

(4) 距離：步行的量要因人而異，走路的步數也不宜過多，每天 6,000 步左右最為適宜。要結合運動基礎，若處於心臟治療的復健期，一定要有專業醫師的指導，注意心功能的分級，並且一定遵守安全起步、逐步加量的原則。

(5) 速度：步行的速度要根據自身的體能狀態，每天快走 30～40min，走到微微出汗。心率若增加 20 次，伴有胸悶、胸口痛、跛行、腿腫等應在醫師指導下步行。健步走速度的快慢是決定鍛鍊效果的關鍵因素，通常因人而異，可分為慢步走（每分鐘 70～90 步）、中速走（每分鐘 90～120 步）、快步走（每分鐘 120～140 步）。對於運動已經耐受的受試者，可以先加速快走或慢跑，身體興奮後走路維持。

(6) 堅持：形成好的走路習慣受益終身，但是堅持很困難。所以，一方面建立興趣，比如參加社團、機構、運動指導中心，或家人陪伴；另一方面，最好制定一個計畫表，能在運動門診指導下堅持進行。養成走路的習慣實際上並不簡單，以下建議可以嘗試：①在喜歡的地方走路，如公園或購物中心。嘗試不同的地方和路線，以保持興趣和積極性。②在走路時聆聽喜愛的音樂，但記住保持低音量，以便可以聽

第 2 章　運動與心血管系統的科學連結

到周圍的聲音。③帶上朋友或家人，有一個經常步行的夥伴可能會幫助你堅持 —— 即使在你寧願待在家裡的時候。大家可以互相鼓勵，並作為朋友、家人和其他人的榜樣。④制定「B 計畫」。當遇到惡劣天氣或其他情況阻礙時，請準備好其他選擇，例如在商場內、機場、車站、公務大廳而不是在戶外步行。⑤追蹤進度，記錄日期、距離以及完成後的感受，計步器和運動手環等設備可以幫助計算步數、熱量以及在一段時間內走的距離。⑥步行後享受愉快的事物來犒賞自己，如淋浴。

附：手杖的應用

無論是在徒步、登山、越野跑，手杖的作用已經得到了充分的驗證，合理地使用手杖，可以減輕膝蓋腿部的負擔、減少運動傷害、延長運動時間等。近年來，國際間很多心血管專家都極力推薦使用運動手杖。

由芬蘭健身專家發明的手杖步行健身法借鑑了冰雪運動中滑雪杖的功能。人們在散步時雙手各持一根與滑雪杖相似的手杖，向後支撐，大步行進。與普通步行鍛鍊相比，持手杖步行節奏感強，步幅大，速度快，並可減輕下肢關節的壓力，在鍛鍊下肢的同時還可活動手臂和雙肩，達到全身運動的目的。

手杖步行健身不僅能有效消耗熱量，加強四肢肌肉的鍛

2.9 為什麼每天走路能延長壽命？

鍊，同時還可以增強呼吸系統功能，並改善血液循環，進一步提高人的耐力。手杖步行健身每小時可消耗熱量 1,674J，而普通散步只消耗 1,172J。據芬蘭健身運動協會公布的最新調查結果，手杖步行目前不僅在芬蘭迅速普及，成為繼散步之後第二種最受芬蘭人喜愛的健身方式，而且這種「北歐健身運動」已逐漸開始風靡全球。

手杖步行健身，簡單易行，老少皆宜，是一年四季均可進行的一項鍛鍊形式。並且可明顯減少運動併發症，輔助體弱者早期復健。總之：①使用手杖時，上肢動作增加了有氧運動的強度，可以燃燒更多熱量。②手杖可以提升平衡性和穩定性。③手杖可幫助我們保持正確的姿勢，尤其是上背部的姿勢，而且有助於增強上背部肌肉。④手杖可承擔部分腰部、髖部和膝蓋的受力，它可以幫助患有關節炎或背部疾病的患者緩解運動時的不適。⑤筆者還發現，手杖可以增加上下肢肌群的參與量，增加肌肉對血脂、血糖代謝的調節能力，而不僅僅是消耗。

運動中手杖的功能、選擇和使用。手杖的設計要求直徑、長度、重量、曲直、彈性、耐用性均適合。直徑不能太粗，粗則不合手握，並且太重；不能太短，長可截斷，短則無用；重量當然要輕；直優於曲，當然有一點彎曲度，帶一點彈性亦可加分。如今，專業的手杖產品，無論從品質功能

的提升,還是細分領域的區隔,可以滿足各種族群的需要。

目前在比較常見的手杖產品,從功能上大致可以分為:步行杖、登山杖、滑雪杖、登山滑雪杖,還有越野跑杖。材質上由可以承受極其嚴酷環境考驗的高等級的鋁材製造,此外,製造商還在其中應用了鈦合金及其他複合原料,碳素纖維原料也越來越多。這些蘊含了先進科技原料的突出優勢就在於超輕的重量,及非常強的耐用性。管徑小強度大、耐磨損,可以伸縮摺疊。調整長度時,通常是將身體站直,大臂自然下垂與地面垂直,小臂曲起與大臂形成一個直角。實際上根據地形條件的不同,手杖的長度也應當進行適當的調整,以配合地形條件。一般的調節方式雖然基本正確,但這種方法適合平坦地形的徒步步行和健走運動使用,科學的方法是用身高乘以 0.66,得出的長度就是手杖的合適長度。而對於複雜的山地環境來說,手杖的長度應該比平時略長,正確的長度是身高乘以 0.7 即為合適的杖桿長度。

(張紅超)

2.10 骨骼肌與血脂代謝的深層關聯

2.10.1 骨骼肌及其功能概述

人體內含有600多塊骨骼肌,約占人體重量的40%。因此從數量和重量上而言,骨骼肌可以說是人體最大的組織器官。骨骼肌是運動系統中的一員,直接驅動、調節和控制人體的運動。同時,骨骼肌還具有其他功能,如幫助人體克服重力,維持姿勢;保護沒有骨骼覆蓋的部位;透過運動產熱和不自主的顫抖產熱來維持體溫;促進靜脈血液和淋巴回流等。另外,骨骼肌還有一個容易被忽視的功能,即參與人體內糖脂代謝的調控。

糖尿病是現在人們比較熟知的一種疾病,但其發病機制並不清楚。目前可知的是,糖尿病是一種糖脂代謝異常引起的代謝性疾病。其特點是血糖濃度持續性變高,臨床表現為「三多一少」,即吃多、喝多、尿多和體重減少。更嚴重的是糖尿病引起的併發症,長期會引起心血管疾病、中風、腎功能衰竭等。據2017年國際糖尿病聯盟的調查顯示,全球糖尿病患者總數是4.249億。因此,對於糖尿病的預防和治療

第 2 章　運動與心血管系統的科學連結

已成為全世界的重要任務。

根據病因不同，糖尿病可分為三種類型，其中第 2 型糖尿病占 90％以上，這種類型屬於非胰島素依賴型糖尿病。胰島素是人體內胰島 B 細胞分泌的能降低血糖濃度的激素。第 2 型糖尿病患者早期並不缺乏這種激素，但卻對這種激素不敏感，即胰島素阻抗。造成這種病變的原因目前並不清楚，但有研究顯示，其與人體器官內脂質代謝異常有密切關係。

骨骼肌是調節和控制人體運動的重要組織，為人體運動提供大量的能量。而能量的來源是其從血液中吸收的糖和脂質。有研究資料顯示，骨骼肌可吸收人體 70％以上的血糖，而這要歸功於其對胰島素訊號的響應。血液中的胰島素會與骨骼肌細胞膜上的受體結合，導致受體自磷酸化。接著一系列的級聯反應，會使細胞內的胰島素接受器（IRS）、磷酸肌醇 3 —激酶（PI3K）、蛋白激酶 B（PKB）等分子活化，最終使細胞內含有葡萄糖轉運蛋白 4（Glut4）的囊泡轉位到細胞膜上，從而吸收更多的血糖。因此，維持骨骼肌的胰島素訊號通路的完整性是控制血糖的關鍵。

骨骼肌細胞吸收大量的血糖，除正常功能外，剩餘的葡萄糖一方面會以肝醣的形式儲存起來，另一方面會轉化為脂質儲存起來。另外，骨骼肌也會直接從血液中吸收脂質，來

維持血液中正常的脂質含量。因此，若骨骼肌中的脂質吸收能力出現異常，或者吸收的脂質含量超過其負載量，就會對人體器官的脂質代謝造成重大影響。同時研究也發現，這種影響也會與骨骼肌對胰島素訊號的響應密切相關。這也是肥胖症患者的脂質代謝異常通常會造成器官胰島素阻抗的原因之一。

綜上所述，骨骼肌除了對人體運動有重要作用外，還對人體內的糖脂代謝的調節至關重要。它可以直接從血液中吸收糖和脂質來為運動提供能量，同時也維持人體正常的血糖和血脂濃度。而這一過程一旦異常，就會帶來一系列的代謝性疾病，如糖尿病。鑑於骨骼肌在人體運動和對糖脂代謝的調節作用，我們也可得知，正常的運動對於身體器官的血糖和血脂的調節至關重要。

由於骨骼肌對血糖的直接調節，以及對胰島素訊號的響應的相關研究較為清楚，接下來會更加側重於介紹和討論骨骼肌對血脂代謝的調節。

2.10.2　血脂

在介紹骨骼肌對血脂代謝的調節之前，這裡有必要先闡述一下血脂。血脂是指人體血漿中所含有的脂質，包括膽固醇酯、三酸甘油酯、磷脂和游離脂肪酸。前三種並不能以游

離形式存在，而是與載脂蛋白形成不同的脂蛋白顆粒，如乳糜微粒(chylomicrons，CM，直徑 80～500nm)、極低密度脂蛋白(very low density lipoprotein，VLDL，直徑 25～80nm)、低密度脂蛋白(low density lipoprotein，LDL，直徑 20～25nm)和高密度脂蛋白(high density lipoprotein，HDL，直徑 5～17nm)。

這四種脂蛋白顆粒中，乳糜微粒和極低密度脂蛋白含有的三酸甘油酯較多，膽固醇酯較少。其中，乳糜微粒是外源性脂質的主要運輸方式，而極低密度脂蛋白是內源性脂質的主要運輸方式。低密度脂蛋白和高密度脂蛋白含有較高的膽固醇酯和磷脂，而三酸甘油酯含量較少。其中低密度脂蛋白可將肝合成的內源性膽固醇轉運至周邊組織，而高密度脂蛋白是肝合成的，能將周邊組織的膽固醇轉運至肝進行清除。

儘管脂質主要以脂蛋白顆粒的形式存在，但骨骼肌細胞對脂質的吸收通常是以游離脂肪酸的形式進行的。人體血液的游離脂肪酸濃度通常維持在 0.3～0.9mM。這些游離脂肪酸通常含有 14～24 個碳原子，根據是否含有碳碳雙鍵，可分為飽和脂肪酸和不飽和脂肪酸。血液中含量最高的游離脂肪酸是棕櫚酸(飽和，C16：0)和油酸(不飽和，C18：1)。

血液中的游離脂肪酸主要有三種來源(圖 2.10.1)：第一種是外源性，從食物中獲取。食物中的脂質透過膽鹽的乳

2.10 骨骼肌與血脂代謝的深層關聯

化作用後在小腸中經脂肪酶水解為游離脂肪酸、二酸甘油酯和單酸甘油酯。這些產物被小腸細胞吸收後又被合成為三酸甘油酯，並進一步與載脂蛋白 B48 一起被包裝成乳糜微粒釋放到血液。而骨骼肌細胞外有脂蛋白脂肪酶（LPL）的存在，這種酶會將乳糜微粒中的三酸甘油酯水解成脂肪酸，進而可被骨骼肌吸收。第二種是內源性，肝臟合成。肝臟可將吸收的脂肪酸和從頭合成的脂肪酸合成為三酸甘油酯，三酸甘油酯與載脂蛋白 B100 一起被包裝成極低密度脂蛋白釋放到血液。骨骼肌細胞外的脂蛋白脂肪酶同樣會水解極低密度脂蛋白中的三酸甘油酯成脂肪酸。第三種來源是脂肪組織的水解。脂肪組織中的三酸甘油酯會在一系列脂肪水解酶的作用下水解出游離脂肪酸，並釋放到血液。

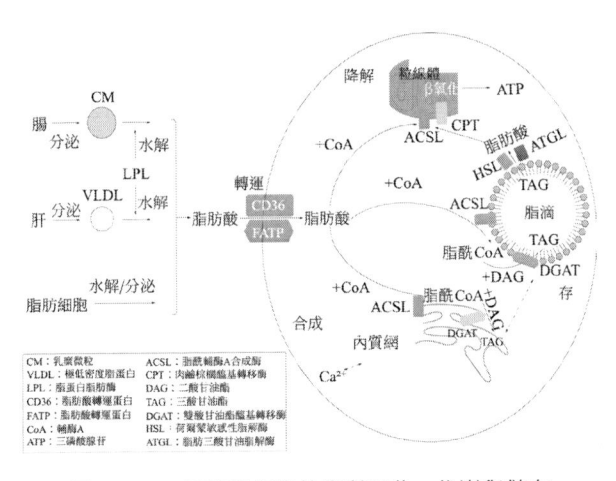

圖 2.10.1　骨骼肌細胞的脂質吸收、代謝與儲存

第 2 章　運動與心血管系統的科學連結

　　下面我們會介紹骨骼肌透過吸收脂肪酸或對脂肪酸訊號的響應來調節血脂代謝。

2.10.3　骨骼肌中的脂代謝

1) 骨骼肌中的脂質吸收

　　首先介紹骨骼肌對脂肪酸的吸收。骨骼肌可以透過兩種方式來吸收脂肪酸，一種是自由擴散或被動運輸。根據相似相溶原理，脂溶性的脂肪酸可以穿過細胞膜進入細胞內。另一種是透過細胞表面的脂肪酸轉運蛋白進入細胞。有兩種常見的脂肪酸轉運蛋白 CD36 和 FATP，主要轉運長鏈脂肪酸的攝取（圖 2.10.1）。

2) 骨骼肌中的脂質代謝與儲存

　　進入到骨骼肌細胞中的脂肪酸會很快與輔酶 A 一起在脂醯輔酶 A 合成酶（ACSL）的作用下變成脂醯輔酶 A。脂醯輔酶 A 合成酶在細胞中主要定位在三個細胞器上，分別是粒線體、內質網和脂滴，這也就決定了脂醯輔酶 A 在細胞中的不同命運。一種是進入粒線體中進行氧化從而產能，另一種是在內質網上被用於合成三酸甘油酯以及各種脂質中間產物，還有一種是在脂滴上以三酸甘油酯的形式被儲存起來（圖 2.10.1）。為了更深入理解這其中的過程，下面對細胞中的這三種細胞器進行簡單的介紹。

2.10 骨骼肌與血脂代謝的深層關聯

(1) 粒線體

粒線體是細胞中的生產能量 ATP 的細胞器,它含有自己的 DNA,能編碼部分粒線體蛋白,同時具有兩層膜結構。根據這三個特點,粒線體被認為是細菌在另一個細胞中內共生並長期進化留下的產物。粒線體的內膜內陷成「嵴」,可提供更多的膜結構來進行化學反應。粒線體以脂質和糖為原料,透過氧化和三羧酸循環對脂肪酸和糖進行降解,最終透過電子傳遞鏈和氧化磷酸化作用產生能量 ATP。

因為運動需要大量的能量,因此骨骼肌細胞通常會含有大量的粒線體。在肝醣料不多時,骨骼肌細胞會利用脂質進行產能。這種情況多見於耐力運動時,比如馬拉松運動員的骨骼肌細胞會在糖分耗盡時使用脂質供能進行運動。骨骼肌細胞吸收進來的脂肪酸會經過粒線體上的脂醯輔酶 A 合成酶以及肉鹼棕櫚醯基轉移酶 (CPT) 的催化而變成脂醯輔酶 A,並進入粒線體內部。之後脂醯輔酶 A 會在粒線體內部進行脂肪酸氧化,變成乙醯輔酶 A。乙醯輔酶 A 會進入三羧酸循環,並在最後透過氧化磷酸化作用產生 ATP。

(2) 內質網

內質網是細胞中膜面積最大的細胞器,約占細胞膜系統的 1/2。根據是否附著核糖體,內質網可分為粗糙內質網(附著核糖體)和光滑內質網。因為核糖體是蛋白質的合成

機器，因此粗糙內質網主要負責蛋白的合成與修飾。而光滑內質網主要負責脂質的合成，包括三酸甘油酯和磷脂。因此，內質網可以說是細胞中蛋白和脂質的生產加工場所，為細胞中的其他結構提供原料。

骨骼肌細胞中的內質網有個特殊的名字，叫肌質網。它是鈣離子的儲存庫，可以調控鈣離子的釋放來調節肌肉的收縮。肌質網也能利用脂肪酸來進行脂質合成，其中會在醯基轉移酶的作用下，將脂醯輔酶 A 和二酸甘油酯催化成三酸甘油酯。在形成二酸甘油酯的過程中，內質網會利用脂醯輔酶 A 合成一系列的中間產物，如磷脂酸等，這些中間產物也是磷脂合成的原料。

(3) 脂滴

脂滴是細胞中的脂質儲存中心。它是一種具有特殊結構的球形細胞器：具有中性脂核心，由單層磷脂膜（也就是半個細胞膜結構）包裹和周邊蛋白包被。脂滴的分布極其廣泛，從細菌到人的細胞都有脂滴的發現。這也是脂滴不同於其他膜性細胞器的地方。一直以來，有無膜性細胞器是區分真核細胞和原核細胞的關鍵特徵，而作為膜性細胞器脂滴在細菌裡的發現正在顛覆這一觀點。甚至脂滴的古老性可能使其成為探索膜性細胞器進化的主要方向之一，而這也進一步說明細胞生命在對脂質儲存與代謝調控的保守性。脂滴不僅

2.10 骨骼肌與血脂代謝的深層關聯

能儲存脂質,還能合成、降解和運輸脂質,並具有儲存和降解蛋白能力,及參與核酸調控的功能。

骨骼肌細胞中也含有大量的脂滴,主要用來儲存三酸甘油酯。這些三酸甘油酯也被稱作骨骼肌內的三酸甘油酯(IMTG)。一方面,這些中性酯是對血液中的脂質的吸收。細胞吸收的脂肪酸也會被脂滴上的脂醯輔酶 A 合成酶催化成脂醯輔酶 A,並在醯基轉移酶的作用下以三酸甘油酯的形式儲存在脂滴中。另一方面,它也是對能量的一種儲存。當身體器官需要大量能量時,所儲存的中性脂就會被調動,脂滴中的三酸甘油酯會在三酸甘油酯水解酶的作用下降解成脂肪酸,並被轉運到粒線體中進行氧化、三羧酸循環和氧化磷酸化,從而產生能量 ATP。

綜上所述,骨骼肌細胞主要透過三個細胞器—粒線體、肌質網和脂滴的協同作用,代謝和儲存吸收進來的脂肪酸,以及作為生產其他成分的原料。這樣既是調控血脂濃度,又能儲存產能原料。當然,這種調控以及儲存都是有一定範圍的,若超出限度就會產生病變。

3)「運動員悖論」

前文所述,骨骼肌細胞能儲存一定量的三酸甘油酯來作為運動的能量。但當骨骼肌細胞中有過量的三酸甘油酯的累積時,就會出現身體器官的代謝異常,如骨骼肌的胰島素阻

抗，進而導致第 2 型糖尿病的發生。造成骨骼肌細胞的三酸甘油酯過量累積的原因主要有兩種：一種是身體過於肥胖，導致血脂含量增多，骨骼肌為充分降低血脂濃度而吸收更多的脂肪酸，最終儲存在脂滴中；另一種是脂肪的異位儲存。脂肪組織是儲存中性脂最主要的組織器官，而由於某種病變，大量的三酸甘油酯並不能儲存在脂肪組織裡，而是進入其他組織器官，包括骨骼肌。這樣骨骼肌細胞中的脂質含量也會增加。無論哪種原因，都會造成骨骼肌細胞超負荷的儲存三酸甘油酯，從而導致骨骼肌細胞對胰島素阻抗，進而發展為第 2 型糖尿病。

然而，一些研究發現，並不是所有的骨骼肌細胞中高三酸甘油酯含量都會造成骨骼肌細胞的胰島素阻抗。比如一些運動員，尤其是從事馬拉松等有氧耐力運動的運動員，他們骨骼肌內的三酸甘油酯明顯高於正常人，但同時他們的胰島素敏感性卻比正常人更高。這一現象被稱為「運動員悖論」。

由此可見，骨骼肌內的高三酸甘油酯並不總是對器官有害的，它也可以為器官提供豐富的能量。研究也發現，普通人經過一段時間的鍛鍊之後，骨骼肌內的三酸甘油酯也會升高，同時胰島素敏感性也會隨著升高。所以說，適當的運動是改善人體代謝性疾病的一大良方。

2.10 骨骼肌與血脂代謝的深層關聯

2.10.4 骨骼肌的分泌功能對脂質代謝的影響

前面主要介紹了骨骼肌細胞對於血脂代謝的直接調控，同時骨骼肌還能分泌一些因子，間接地參與血脂代謝調節。這些因子可大致分為兩類，一類是骨骼肌特異分泌的，如肌肉素和肌肉抑制素；另一類是非特異分泌的，如發炎細胞因子、生長因子、脂肪因子、心血管活性肽、骨調節蛋白和性激素等。這些分泌的因子都參與調節身體器官的糖脂代謝。在此簡單介紹一下骨骼肌特異分泌的兩種因子。

(1)肌肉素

肌肉素(musclin)是日本科學家西澤(Nishizawa)於2004年發現的一種主要由骨骼肌分泌的與鈉尿肽家族相似的生物活性因子。肌肉素的mRNA表現受胰島素、腎上腺素、類胰島素生長因子以及鎘等調節。它可以透過旁分泌或自分泌方式參與器官的糖脂代謝。比如Nishizawa等發現肌肉素能夠明顯降低細胞基礎狀態和胰島素誘導的葡萄糖攝取，以及小鼠肥胖症的發生。推測肌肉素與胰島素阻抗有關，並參與第2型糖尿病和代謝症候群的發病過程。

(2)肌肉抑制素

肌肉抑制素是骨骼肌生長的負調控因子，屬於腫瘤生長因子超家族成員。有研究發現肌肉抑制素的過度表現會導致小鼠系統衰竭症候群，肌肉和脂肪組織體積大幅減少，而肌

肉抑制素的消除使小鼠的脂肪組織體積也明顯下降，顯示肌肉抑制素對脂代謝及脂肪組織的功能有調節作用。

綜合以上所述，骨骼肌會透過旁分泌和自分泌一些因子間接參與身體器官的脂質代謝。

2.10.5　結語與展望

糖尿病等代謝性疾病目前已是全球亟需解決的疾病之一，骨骼肌作為人體最大的組織器官對糖脂代謝的調控極其重要。本章從血液中脂質的組成和來源入手，主要介紹骨骼肌細胞對血脂的吸收、代謝和儲存，以及骨骼肌分泌的因子對血脂的調節，並且討論這些調節的異常會造成骨骼肌細胞的胰島素阻抗，導致糖尿病和其他代謝性疾病的發生。

研究也發現，除了骨骼肌內的三酸甘油酯含量過量會對骨骼肌細胞的胰島素敏感性產生影響，還有另外一個因素也能引起骨骼肌細胞的胰島素阻抗，即血液中的高濃度脂肪酸。這些脂肪酸會直接作用於骨骼肌細胞表面上的脂肪酸受體，從而造成一系列發炎反應及其他影響，導致骨骼肌細胞的胰島素敏感性下降。目前已知的脂肪酸受體分為兩類，一類是 Toll 樣受體，另一類是 G 蛋白偶合受體。而骨骼肌細胞主要表現 Toll 樣受體。但對於骨骼肌上脂肪酸受體的研

2.10 骨骼肌與血脂代謝的深層關聯

究仍然不清楚,這也是未來研究骨骼肌對血脂代謝調控的主要方向之一。

骨骼肌為人體器官的運動提供源源不斷的能量,是需要糖和脂質作為原料的。因此,適當的運動可以有利於骨骼肌消耗人體內過剩的脂質,這既可以促進骨骼肌細胞對血脂的吸收與代謝,也能提高骨骼肌細胞的胰島素敏感性,避免糖尿病和相關代謝性疾病的發生和發展。

(張聰研 張雪琳 劉平生)

第 2 章　運動與心血管系統的科學連結

第 3 章
打造屬於你的運動處方

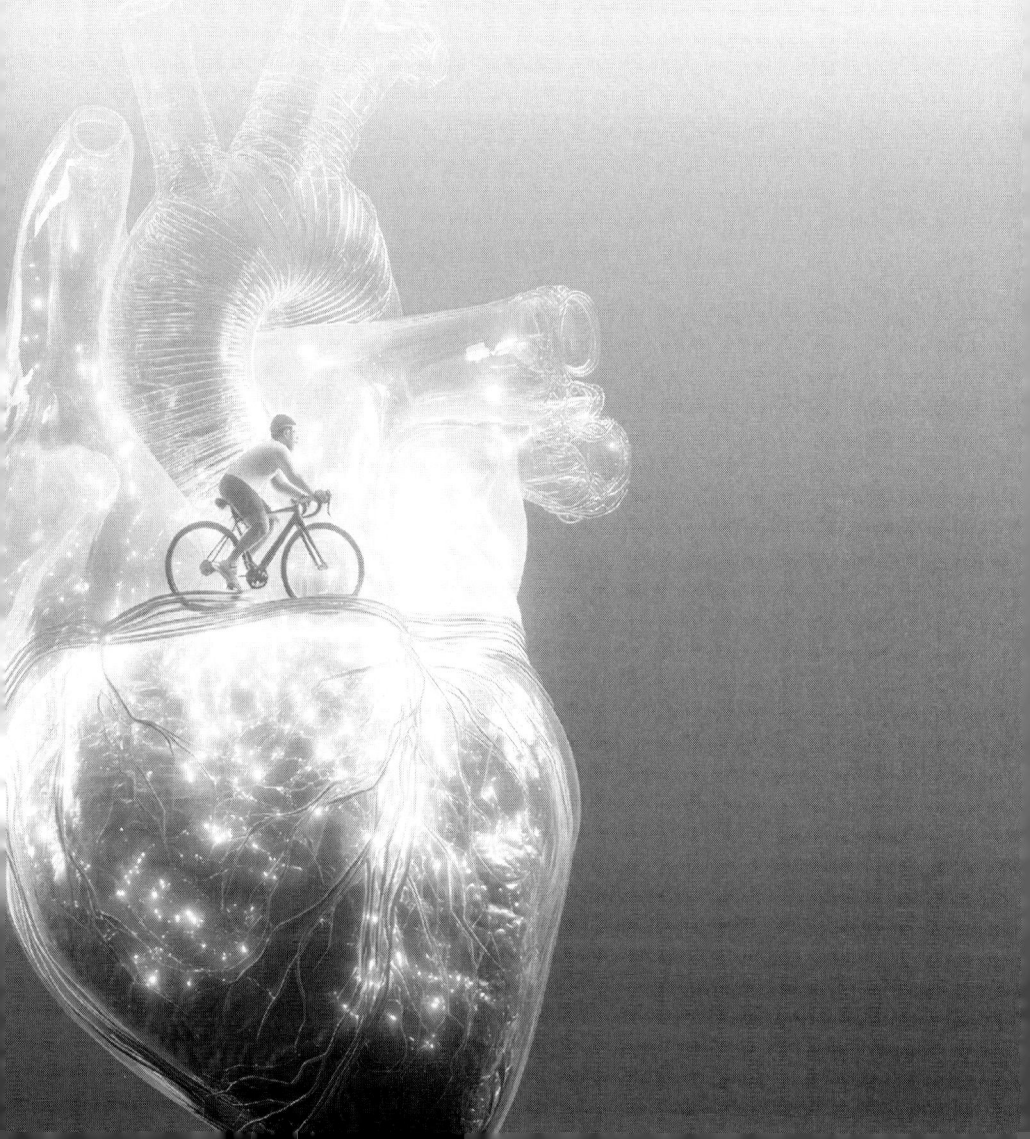

第 3 章　打造屬於你的運動處方

3.1　訂製安全有效運動方案的原則

3.1.1　心血管疾病選擇運動方式的總原則

1. 心臟風險優先考慮

2. 運動設計的要素

(1) 耐力訓練／消耗訓練。

(2) 運動的強度。

(3) 運動的時間。

(4) 運動的總量。

3. 心臟功能是基礎

4. 肺功能是重要指標

5. 身體器官運動條件是主體

6. 興趣愛好是推手

7. 生活環境是依託

8. 避免把運動變成勞動、負擔

(1) 勞動不能代替運動。

(2) 體力勞動者仍需適當補充協調運動。

(3) 運動以愉悅為背景、不能強求。

(4) 運動療法是不斷監測評估的過程。

3.1.2　針對病理基礎運動療法的基本原則

(1) 發病風險因素：血脂、肥胖、代謝異常（以消耗、激發式運動為主，從低強度長時間運動逐漸演變到高強度短時間）；精神心理（情景判斷式運動或者社交式運動，手腦眼共用原則）。

(2) 單純高血壓：達到全身興奮、器官充分放鬆的原則。

(3) 組織缺血：低強度多次運動，訓練組織耐缺氧能力、促進側支循環形成。

(4) 心臟衰竭：分級有氧運動，遞進式運動，缺血性嚴重心臟衰竭（床上、柔性、吸氧運動）。

(5) 合併運動障礙：輔具輔助，安全保證。

(6) 合併腦中風高危險的族群：被動運動或者協助運動。

(7) 運動能力喪失族群：被動運動，如叩擊、按摩、懸吊床等。

3.1.3 自我健康狀況評估

（1）自我運動習慣評估：如從不運動、偶爾、經常、堅持、高強度。

（2）自我運動能力評分：

①Ⅰ級：短走／上一層樓梯喘氣；

②Ⅴ級：可以慢跑大於 20min；

③Ⅹ級：全場球賽／完成半程馬拉松比賽。

（3）運動極限的表現：呼吸困難、極度口渴飢餓、呼吸困難、眼冒金星、心悸、胸痛、瀕死感、暈厥、抽筋、關節痛、下肢腫。

（4）運動後恢復體力時間：15min、30min、1h、2～4h、12h，1天，2～4天、1週。

（5）運動後習慣：靜坐、慢走、大量飲水、飽餐、臥床休息、吸氧。

（6）最劇烈運動：快走、慢跑、快跑、爬山、對抗運動、衝刺運動、極限運動。

3.1.4 運動能力綜合評估

（1）自主運動：

①零負荷運動；

②輕負荷運動；

③中體力運動；

④重體力運動；

⑤加耐力運動。

(2)協助運動：

①完全被動活動；

②部分輔助；

③完全輔助；

④輔具。

(3)運動能力喪失：

①肢體外科性喪失：肢體缺失、傷口、畸形；

②神經性喪失：中樞性、下肢全部或部分癱瘓、小兒麻痺、神經元疾病、癲癇；

③心因性喪失：心臟衰竭四級。

3.1.5　醫學專業角度評估

1)人體器官耐缺氧能力評估

①憋氣到不能耐受的憋氣時間，最低 SaO_2；

②呼吸多少次 SaO_2 恢復初始值；

③ 6 分鐘步行試驗。

第 3 章　打造屬於你的運動處方

2) 心肺、血管功能評估

(1) 肺功能評估：

①動脈血氣分析；

②肺功能；

③ 6 分鐘步行試驗；

④胸部 CT。

(2) 心功能評估：

①運動平板試驗；

②心臟超音波；

③動態血壓、動態心電圖；

④ BNP，CRP、Hcy；

⑤心輸出量（CO）；

⑥心肺適能（Cardiorespiratory fitness，CRF）。

3) 運動器官評估

4) 運動安全評估

5) 運動人文環境評估

3.1 訂製安全有效運動方案的原則

3.1.6 運動預期

（1）理想運動方案的衡量標準：增強體力、改善心血管狀態、增加心臟儲備能力。

（2）階段性治療目標。

（3）改進方案：上調／下調。

（4）可能出現的風險與併發症。

（5）輔助的醫療方式：藥物、吸氧、監測、除顫。

（6）風險預警方式及緊急聯絡方式。

第 3 章 打造屬於你的運動處方

3.2 時間分期與階段目標的設定策略

制定運動治療方案包括兩個時空過程。一個是各個階段的過程安排，也就是每個時間段的實際安排；另一個是完成每一次運動治療過程中分時段設計運動強度。

本節重點討論時間階段的過程安排，針對每一個受試者，我們將運動治療過程的一個週期劃分為：評估階段、訓練階段、治療階段、調整階段、升級階段五個階段。

每個階段都有一定的重點，流程化標準處理可以保證運動方案的精確性，也是保證運動治療安全的基礎。表 3.2.1 強調每個階段的重點工作。

評估階段		
醫學數據資料	運動基礎	運動愛好

訓練階段		
藥物調整	身體適應性	監測數據資料分析

治療階段		
觀察併發症	鼓勵堅持	記錄完整

調整階段		
資料分析	主觀感覺	醫學檢查

升級階段		
安全性評估		逐級強度增加量

表 3.2.1 每個階段的重點工作

3.3 各類心血管疾病的運動計畫差異與設計重點

循環系統病態之下的運動療法與健康族群心血管疾病的運動心血管保健是兩個概念。對於健康族群運動保健，由於個體之間的基礎條件不同，只要身體條件允許，嚴格要求運動的時程沒有太大的意義，需要提醒兩點：①定期專業評估心血管狀態；②對多數人來說，長期極限運動不適宜作為心血管保健的方法。

雖然循環系統疾病的最終結果一致：導致組織供血異常、代謝異常。但是，各個病種之間的病理生理過程有非常大的差異。在各個病理階段的心臟功能狀態也有非常大的差異。因此，在制定運動治療方案時，首先要遵循個別化原則。為了有利於大多數族群的選擇判斷，以下列舉各個疾病的基本病理生理特點，僅僅用於整體參考。

高血壓：常常合併代謝異常，如肥胖、高血脂、代謝症候群、腦中風、腎功能異常、心血管疾病等。因此，評估高血壓一定注意其併發及併發疾病，而且還要注意其分期。

心肌缺血：缺血多數是冠心病、少數是心肌橋或者畸形。一定要注意缺血的程度、是否經過血流重建治療、心臟

功能受損情況、是否嚴重藥物依賴、是否高強度抗凝血、有沒有肺高壓等。

心衰竭：有急、慢性之分，有左、右心、全心衰竭之分，有心衰竭級別之分，有是否有終末期輔助治療之分，是否有合併嚴重心律不整之分，是否有藥物依賴之分，有生存環境好壞之分，所以一定認真區別。

對於已經確診心血管疾病的受試者，運動療法必須經過科學的評估、適度的設計，否則容易適得其反。由於心血管疾病種類複雜、病程漫長、治療方式多樣、社會生活教育背景各異。因此，個別化原則非常重要。也就是說非常需要專業化的指導。

為了便於理解掌握，我們將一個運動過程分為四個階段：準備階段、激發階段、維持階段、放鬆階段。各個階段的重點及病理生理特點總結見表 3.3.1。

表 3.3.1　運動階段的重點及病理生理特點

運動階段	重點及病理生理特點
準備階段	服藥、測量血壓、心率、血氧濃度、檢查運動裝備
激發階段	選擇運動方式、設定運動強度、預估運動量
維持階段	自測或自評生命徵象、出汗、心率變化
放鬆階段	逐漸放鬆、適當補充液體及食物、測量體重減少

3.3 各類心血管疾病的運動計畫差異與設計重點

　　運動時程安排：衡量運動的整體效果要以心臟的受益度為基本原則，不能盲目要求運動的總量與強度，更不能以健身的標準來衡量。運動的次數可根據受試者自身的感受進行自我調整，運動總量也需接受醫生的監控和遵循醫囑。但是，單次運動的效果決定整體運動效果，應該予以充分設計。圖 3.3.1 提供了各個階段的時間以及運動強度變化的基本原則，實際運動方式，要根據自己的愛好、運動基礎、運動環境來設定。

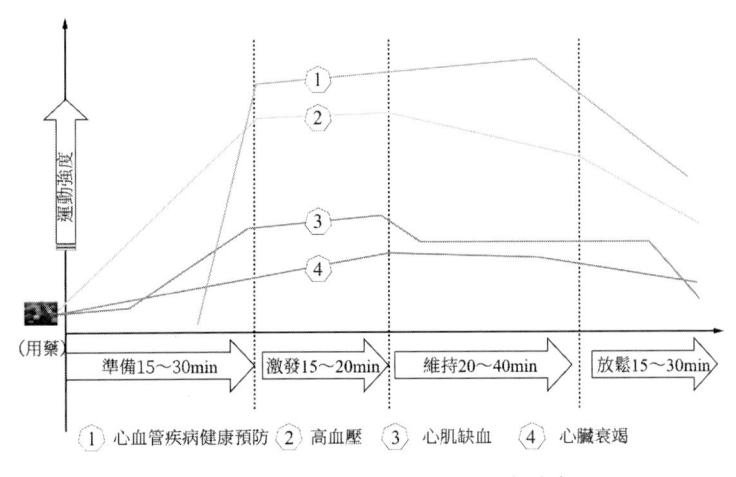

圖 3.3.1　不同疾病各個階段的運動強度

　　心血管疾病運動方式、強度的選擇：運動方式、強度對每個人不是絕對的，對每種疾病也不是絕對的，表 3.3.2 為幾種常見的運動方式，僅供參考。

第 3 章　打造屬於你的運動處方

表 3.3.2　各病種運動方式推薦

疾病	運動方式推薦
高血壓	長跑、爬山、球類、游泳、踢毽子
心肌缺血	快走、慢跑、慢節奏球類非競技、太極
心臟衰竭	慢走、快走、攜氧運動、太極拳、門球
血管健康保健	所有有氧運動、技能運動

運動處方的流程、要素見圖 3.3.2、圖 3.3.3。

運動能力自我評估、血管疾病專科運動處方、運動效果自我評估見表 3.3.3、表 3.3.4、表 3.3.5。

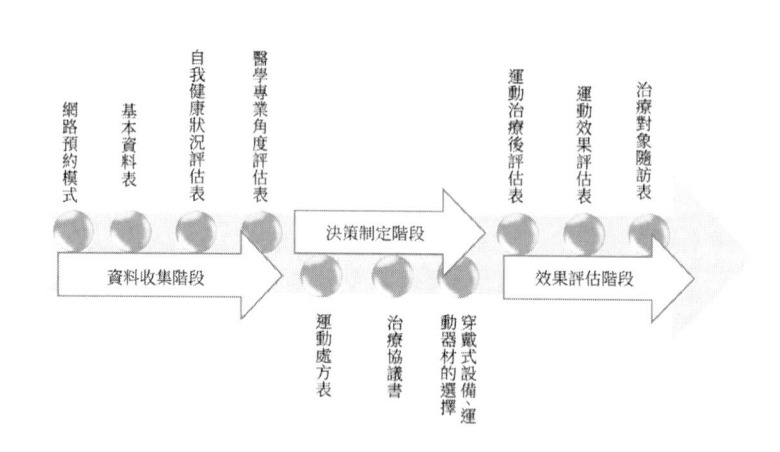

圖 3.3.2　運動處方的流程

196

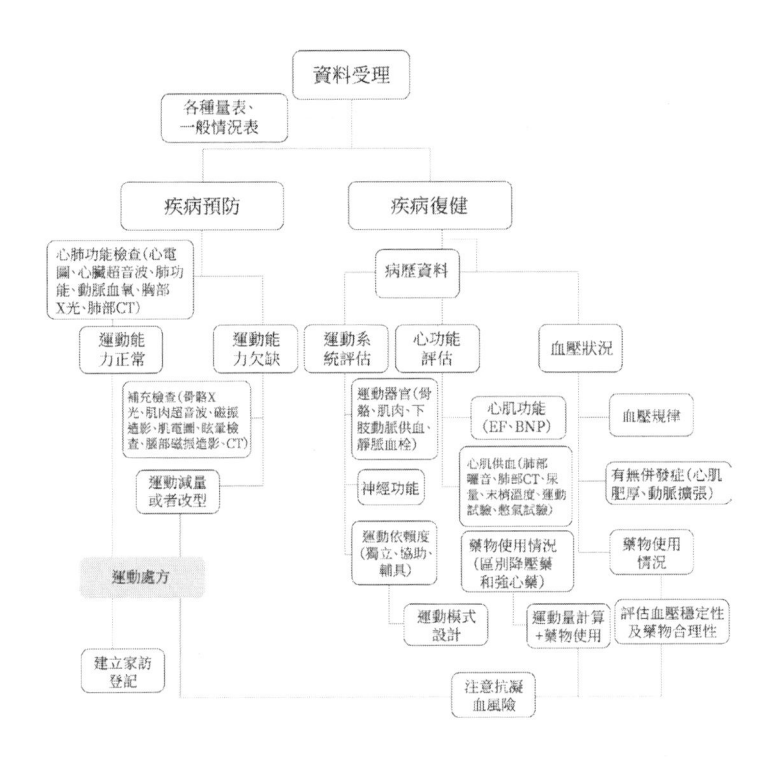

3.3 各類心血管疾病的運動計畫差異與設計重點

圖 3.3.3 運動處方的要素

表 3.3.3 運動能力自我評估

姓名		年齡____歲	性別 男 女	身分證字號	
就診目的	我剛發現有心血管疾病，希望早期防治				
	我因為心血管疾病剛出院，需要復健				
	我是心血管疾病患者，希望增加運動治療				
	我希望評估調整運動治療方案				

197

第 3 章　打造屬於你的運動處方

姓名		年齡＿＿＿歲	性別 男 女	身分證字號
我的 運動經歷	經常參加體育競賽			
	年輕時有很好的運動成績或者是運動員			
	堅持規律性專業健身或者戶外運動			
	經常散步、跳舞、體操等低強度運動			
	我喜歡安靜養生			
運動 治療史	有運動史，但沒有接受過運動治療			
	接受過復健治療，但沒有持續			
	以前沒有運動健身經歷			
	我是運動治療受益者			
我的 運動環境	我經常獨自去運動			
	我經常與同事、朋友或家人一起運動			
	我有參加類似程度的運動團體			
	我的公司或者居住社區有運動場所			
	我家附近有專業活動場所			
	我在附近街道、河堤、公園可以散步			
	沒有理想的活動環境			
運動器官 評估	骨骼肌肉	近期骨折 人工關節 關節融合 骨質疏鬆 肌腱固定 截肢 肌肉外傷 肌肉狀態（薄弱 中等 強壯）		
	神經系統	中風後遺症偏癱 下肢癱瘓 神經元疾病 共濟失調 記憶減弱		
	協調性	好　稍好　中等　一般　差		
	靈敏度	好　稍好　中等　一般　差		

3.3 各類心血管疾病的運動計畫差異與設計重點

姓名		年齡____歲	性別 男 女	身分證字號	
運動能力自我評估		無活動能力　基本自立　偶有活動　間斷活動 經常活動　健身型 自覺運動能力：差　稍差　中等　良好　優秀			
我的最強運動紀錄		長跑_____公尺；游泳_____公尺； 騎腳踏車_____公尺；爬山_____公尺； 球賽（籃　足　羽　桌　網）全場　半場； 跳舞_____小時； 其他：_____			
我的運動意外	心律不整	心悸　漏跳　頭暈　呼吸困難　大汗　瀕死感 確診（心房早期收縮　心室上心搏過速　心室早期收縮　心室上心搏過速　心室顫動）			
	急性心衰竭	胸悶　呼吸困難　端坐呼吸　咳泡沫痰　急救			
	心絞痛	程度：輕度　中度　重度 次數：有過 偶發 頻發 結果：休息緩解 藥物緩解 醫院治療緩解 急診住院			
	急性胸痛	原因不明　與體位（有關　無關）　呼吸困難（有無）			
	下肢跛行	無症狀　跛行 500m　跛行 1000m　靜止疼痛　潰爛			
	暈厥	次數：_____次； 持續時間：_____分； 原因：不明　已診斷_____			

第3章 打造屬於你的運動處方

姓名		年齡＿＿歲	性別 男 女	身分證字號	
我的運動意外	下肢水腫	運動後水腫　運動後加重　自行消失　藥物治療後消失			
	氣喘	運動後氣喘　運動後加重　經常發作　偶爾發作　需要藥物或氧氣			
	肌肉疼痛	痠痛　韌帶拉傷　血腫　有瘀血　後遺症＿＿＿＿			
	骨折	時間；＿＿＿＿年　後遺症：無　有＿＿＿＿＿			
我的運動喜好					
我喜歡：室內靜態運動　場地運動　戶外運動 我喜歡：單獨運動　結伴運動　集體運動 我喜歡：個人耐心運動　對抗運動　競技運動 我需要：專業運動指導人員全程指導　只需要運動處方　定期諮詢					
腿部肌肉用力　勾腳　屈腿　弓腰　散步　瑜珈　太極拳　書法繪畫　啞鈴槓鈴					
快走　踢毽子　健身房　騎車　扯鈴　爬樓梯					
慢跑　非競賽桌球　非競賽羽球　運球　跳繩　平板支撐　武術　仰臥起坐　伏地挺身					
爬山　游泳　桌球對打　羽球對打　擊劍　拳擊　摔角					
籃球　足球　網球　越野　攀岩　馬拉松　極限運動					

表 3.3.4　心血管疾病專科運動處方

姓名		年齡＿＿歲	性別 男 女	身分證字號	
心血管診斷		冠心病　瓣膜疾病　心律不整　心肌症　大動脈疾病　周圍動脈疾病　靜脈疾病　肺栓塞／肺高壓　複合性心血管疾病			

3.3 各類心血管疾病的運動計畫差異與設計重點

姓名		年齡＿＿歲	性別 男 女	身分證字號
主要併發症		腦中風　腎功能不全　骨關節病變　嚴重視力／聽力異常　失智症 嚴重營養不良　肥胖　其他疾病＿＿＿＿＿＿＿＿＿＿			
心血管評估	心臟整體功能	NYHA 分級：Ⅰ級　Ⅱ級　Ⅲ級　Ⅳ級			
	心臟瓣膜逆流	輕度無症狀　中度無症狀　中度有症狀　重度　聯合瓣膜疾病 有急性心衰竭病史　有手術史			
	冠狀動脈供血	輕度無症狀　中度無症狀　中度有症狀　重度 血管重建後：冠狀動脈繞道　支架植入　氣球擴張（一般　理想　優）			
	心肌病變	心肌症　室壁瘤　缺血性順應性降低 正常　EF：40% ～ 50%　EF：< 40%			
	下肢缺血	無症狀	跛行 500m	跛行 1,000m	靜止疼痛	潰爛
	大動脈風險	動脈瘤：觀察期　高危險期　合併附壁血栓　治療後（腔內、開放手術） 主動脈剝離：（急性　亞急性　慢性）　治療（腔內　開放）（徹底治療　部分治療）			
	靜脈血栓風險	急性期　慢性期　血栓活動　血栓相對靜止　完全再通　部分再通　臨時過濾器　永久過濾器			

第 3 章　打造屬於你的運動處方

姓名		年齡＿＿歲	性別 男 女	身分證字號
運動能力評估	骨骼肌肉	期骨折　人工關節　關節融合　骨質疏鬆　肌腱固定　截肢 肌肉外傷　肌肉狀態（薄弱　中等　強壯）		
	神經系統	偏癱　下肢癱瘓　神經元疾病　共濟失調　記憶減弱		
	運動基礎	無活動能力　基本自立　偶有活動　間斷活動　經常活動　健身型 自覺運動能力：差　稍差　中等　良好　優秀		
運動需求分層	第一層	改善循環、避免壓瘡		
	第二層	增加代謝量，輕度增加心肺循環		
	第三層	增加肌肉力量，增加心肺功能儲備		
	第四層	強化體力，全血管興奮，充分放鬆		
	第五層	規律健身常態化，全負荷運動		
	N 層	精神思維轉移運動法		
運動參數的選擇				
心率	基礎心率＿＿＿＿BPM　目標心率＿＿＿＿BPM　持續時間＿＿＿＿分鐘			
出汗	微汗　額頭頸部濕 髮際滴汗　全身大汗		持續時間＿＿＿＿分鐘	
呼吸	呼吸均勻　呼吸加快 輕微呼吸困難　呼吸困難		持續時間＿＿＿＿分鐘	
運動條件選擇	攜氧　氧艙　不攜氧　心率監測　血壓監測　SaO2 監測　床上專業人員看護　室內他人看護　室內自主　近距離場地　獨立遠距離　戶外			
運動總量建議	＿＿＿＿MET　本療程週期＿＿＿＿週			
建議穿戴設備				

3.3 各類心血管疾病的運動計畫差異與設計重點

姓名		年齡＿＿＿歲	性別 男 女	身分證字號
全套心電監測　遙控心電圖　動態血壓　動態心率 電極 APP　腕式（血壓、心率、SaO2）　　體表溫度計　運動手杖　藥物					
運動終極目標				
6 分鐘步行距離＿＿＿＿＿ m　體力增加＿＿＿＿＿ %　呼吸困難減少＿＿＿＿＿ % 血壓穩定性：不變　改善　明顯　　　睡眠：不變　改善　明顯 血糖：不變　改善　明顯　　　　　　飲食：不變　改善　明顯 精神狀態：不變　改善　明顯　　　　體重：不變　增加　減少				
運動風險告知				
SaO2 ＜＿＿＿＿＿ %　HR ＞＿＿＿＿＿ BPM　BP ＿＿＿＿＿＜ mmHg, ＞＿＿＿＿＿ mmHg 心絞痛（可疑　輕度　明顯）　呼吸困難（輕度休息即可緩解　明顯需要終止運動）　心悸（輕度　明顯　伴有早期收縮　不能耐受）　胸悶（輕度休息可緩解　壓迫感終止運動）				
推薦運動項目				
腿部肌肉用力　勾腳　屈腿　弓腰　散步　瑜珈　太極拳　書法繪畫　啞鈴槓鈴				
快走　踢毽子　健身房　騎車　扯鈴　爬樓梯　仰臥起坐　伏地挺身				
慢跑　非競賽桌球　非競賽羽球　運球　跳繩　平板支撐　武術				
爬山　游泳　桌球對打　羽球對打　擊劍　拳擊				
籃球　足球　越野　馬拉松　極限運動				
處方日期：　　年　　　月　　　日		複診時間：　　年　　　月　　　日		

第 3 章　打造屬於你的運動處方

表 3.3.5　運動治療效果自我評估

姓名	年齡＿＿歲	性別 男 女	身分證字號	
就診目的	我剛發現有心血管疾病，希望早期防治 我因為心血管疾病剛出院，需要復健 我是心血管疾病患者，希望增加運動治療 我希望評估調整運動治療方案			
我的運動經歷	經常參加體育競賽 年輕時有很好的運動成績或者是運動員 堅持規律性專業健身或者戶外運動 經常散步、跳舞、體操等低強度運動 我喜歡安靜養生			
運動治療史	有運動史，但沒有接受過運動治療 接受過復健治療，但沒有持續 以前沒有運動健身經歷 我是運動治療受益者			
我的運動環境	我經常獨自去運動 我經常與同事、朋友或家人一起運動 我有參加類似程度的運動團體 我的公司或者居住社區有運動場所 我家附近有專業活動場所 我在附近街道、河堤、公園可以散步 沒有理想的活動環境			

3.3 各類心血管疾病的運動計畫差異與設計重點

姓名		年齡____歲	性別 男 女	身分證字號	
我的運動意外	心律不整	心悸　漏跳　頭暈　呼吸困難　大汗　瀕死感 確診（心房早期收縮　心室上心搏過速　心室早期收縮　心室上心搏過速　心室顫動）			
	急性心衰竭	胸悶　呼吸困難　端坐呼吸　咳泡沫痰　急救			
	心絞痛	程度：輕度　中度　重度　次數：有過　偶爾　經常 結果：休息緩解　藥物緩解　醫院治療緩解　急診住院			
	急性胸痛	原因不明　與體位（有關　無關）　呼吸困難（有　無）			
	下肢跛行	無症狀　跛行 500m　跛行 1000m　靜止疼痛　潰爛			
	暈厥	次數：____次；　　　持續時間：____分； 原因：不明　已診斷_____			
	下肢水腫	運動後水腫　運動後加重　自行消失　藥物治療後消失			
	氣喘	運動後氣喘　運動後加重　經常發作　偶爾發作　需要藥物或氧氣			
	肌肉疼痛	痠痛　韌帶拉傷　血腫　有瘀血 遺留問題_____			
	骨折	時間；____年 後遺症：無　有_____			
我的最強運動紀錄		長跑____公尺；游泳____公尺；騎腳踏車____公尺； 爬山____公尺； 球賽（籃　足　羽　桌　網）全場　半場； 跳舞____小時； 其他：_____			

205

第 3 章　打造屬於你的運動處方

姓名		年齡——歲	性別 男 女	身分證字號	
運動器官評估	骨骼肌肉	近期骨折　人工關節　關節融合 骨質疏鬆　肌腱固定　截肢 肌肉外傷　肌肉狀態（薄弱　中等　強壯）			
	神經系統	中風後遺症偏癱　下肢癱瘓 神經元疾病　共濟失調　記憶減弱			
	協調性	好　稍好　中等　一般　差			
	靈敏度	好　稍好　中等　一般　差			
運動能力自我評估		無活動能力　基本自立　偶有活動　間斷活動　經常活動　健身型 自覺運動能力：差　稍差　中等　良好　優秀			
我的運動喜好					
我喜歡：室內靜態運動　場地運動　戶外運動 我喜歡：單獨運動　結伴運動　集體運動 我喜歡：個人耐心運動　對抗運動　競技運動 我需要：專業運動指導人員全程指導　只需要運動處方　定期諮詢					
腿部肌肉用力　勾腳　屈腿　弓腰　散步　瑜珈　太極拳　書法繪畫　啞鈴槓鈴					
快走　踢毽子　健身房　騎車　扯鈴　爬樓梯					
慢跑　非競賽桌球　非競賽羽球　運球　跳繩　平板支撐　武術　仰臥起坐　伏地挺身					
爬山　游泳　乒乓球對打　羽球對打　擊劍　拳擊　摔角　騎馬					
籃球　足球　網球　越野　攀岩　馬拉松　極限運動					

　　運動治療過程醫用監測表、運動治療中風險評估及應對見表 3.3.6、表 3.3.7。

3.3 各類心血管疾病的運動計畫差異與設計重點

表 3.3.6　運動治療過程醫用監測表

第（　）次					
姓名		年齡＿＿＿歲	性別　男　女	身分證字號	
記錄時間		**開始時間**		**次數**	
受試者陳述	運動效果：差　一般　理想 方案承受度：難　稍難　沒問題　輕鬆 下一階段期望量：　終止　減量　維持　加量				
方案完成情況	沒有完成　大致完成　理想完成　超前完成				
受試者遵從度	差　一般　理想				
治療過程中各個系統反應					
心血管評估	基礎血壓與心率	血壓：降　升　不變　心率：降　升　不變			
	吸氧依賴度	不需要　偶爾需要　經常需要　持續吸氧			
	胸悶	輕度無症狀　中度無症狀　中度有症狀　重度			
	呼吸困難	沒有　運動末期有　運動中期有　一直有			
	心絞痛	輕度無症狀　中度無症狀　中度有症狀　重度　就醫　住院治療			
	暈厥	有　沒有　可疑　就醫　住院治療			
	下肢水腫	沒有　輕度　重度　用藥　就醫			

第 3 章　打造屬於你的運動處方

第（）次					
姓名		年齡＿＿＿歲	性別 男 女	身分證字號	
記錄時間		開始時間		次數	
心血管評估	胸背痛與心電圖	胸背痛：有　沒有　可疑　就醫　住院治療 心電圖：心率問題　心律問題（心房早期收縮　心室早期收縮　心房顫動）　ST 段改變			
	跛行	無跛行　跛行 500m　跛行 1000m　靜止疼痛			
	心臟體檢	心肌活動正常　室壁瘤　缺血性順應性降低 其他：＿＿＿＿＿＿ EF：＿＿＿＿＿ %　增加　不變　降低			
運動能力評估	骨骼肌肉	腿痛　腰痛　脊背痛　頸椎痛　就醫諮詢　接受治療			
	受傷情況	沒有　意外傷　自然傷　影響運動治療　不影響運動治療			
	神經系統	麻木　踩棉花　行走不穩　視物不清　單側／雙側　偶爾／經常			
	受助情況	無活動能力　基本自理需看護　基本自理　完全自理　安全戶外			

208

3.3 各類心血管疾病的運動計畫差異與設計重點

第（）次					
姓名		年齡____歲	性別 男 女	身分證字號	
記錄時間		開始時間		次數	
全身情況	皮膚	面色：光澤　蒼白　灰暗　發紺　眼瞼水腫			
	體重	增加　沒變　減少　消瘦			
	睡眠	改善／不變　　好　一般　失眠　需要藥物			
	精神狀態	無變化　改善　變差			
	工作效率	提高　不變　影響工作　無作息性工作			
	消化	食欲：　無變化　改善　變差 大便：　無變化　改善　變差			
	用藥情況	降壓／擴冠／抗凝／降糖／降脂／鎮靜 新增加／加量／減量／停藥			
	血糖血脂	血糖：降　升　不變　血脂：降　升　不變			
現有運動分層	第一層	改善循環、避免壓瘡			
	第二層	增加代謝量，輕度增加心肺循環			
	第三層	增加肌肉力量，增加心肺功能儲備			
	第四層	強化體力，全血管興奮，充分放鬆			
	第五層	規律健身常態化，全負荷運動			
	N 層	精神思維轉移運動法			
下一階段運動處方建議					
運動量調整幅度		＋　－　（　　　）％　1 倍　1.5 倍　2 倍　3 倍			
運動總量建議		_____ MET　　本療程週期_____週			
心率	基礎心率_____BPM　目標心率_____BPM 持續時間_____分鐘				

第 3 章　打造屬於你的運動處方

第（）次					
姓名		年齡____歲	性別 男　女	身分證字號	
記錄時間		開始時間		次數	
出汗	微汗　額頭頸部濕　髮際滴汗　全身大汗			持續時間_____分鐘	
呼吸	呼吸均勻　呼吸加快 輕微呼吸困難　呼吸困難			持續時間_____分鐘	
運動條件選擇	攜氧　氧艙　不攜氧　心率監測　血壓監測　SaO2監測　床上專業人員看護　室內他人看護　室內自主　近距離場地　獨立遠距離　戶外				
下次回訪時間					

表 3.3.7　運動治療中風險評估及應對

系統	運動中表現	風險及處理決策
循環系統	呼吸困難、多汗、乏力、胸悶、心慌、視力模糊、眼黑、血壓升高、心臟漏跳	輕度危險　休息、降壓、冠狀動脈擴張（硝化甘油、硝苯地平）
	胸口壓迫感、心絞痛、頸部緊繃、胃痛、嚴重口渴、血壓大幅度升高、大汗	中度危險　終止運動、吸氧、服藥、電話諮詢
	呼吸困難、端坐呼吸、咳泡沫痰、腹瀉、心絞痛無法緩解、淡漠	嚴重危險　緊急送醫、呼救、藥物治療

3.3 各類心血管疾病的運動計畫差異與設計重點

系統	運動中表現	風險及處理決策
呼吸系統	呼吸急促、咳嗽、口渴	輕度危險 休息、吸入支氣管擴張劑
呼吸系統	呼吸困難、氣喘、咳痰、休息無法緩解、痰中血絲	中度危險 終止運動、吸氧、吸入藥物、服藥
呼吸系統	持續氣喘、口脣發紺、臉色發青／蒼白、肺部濕囉音、咳血	嚴重危險 緊急送醫、藥物治療
神經系統	頭暈、肢體無力、視物模糊變形、頭痛、遺忘	輕度危險 休息、降低運動強度
神經系統	行走不穩、單側肢體麻木、眩暈、步態改變、頻繁打哈欠、劇烈頭痛、煩躁	中度危險 終止運動、急診就醫
神經系統	暈厥、摔倒、肢體無力、語言障礙、嗆咳、昏迷、瞳孔異常、抽搐	嚴重危險 緊急送醫、呼救、藥物治療
運動系統	肌肉痠痛、扭傷、外傷、抽筋、輕度跛行、手抖、嚴重跛行、突發單側腰腿痛	輕度危險 拉伸、冰敷、包紮、物理治療
運動系統	關節腫脹、關節絞痛、運動限制、水腫、嚴重跛行、突發單側腰腿痛	中度危險 預約就醫專科評估
運動系統	骨折、靜止疼痛、巨大血腫、出血不止需要縫合	嚴重危險 急診就醫

第 3 章　打造屬於你的運動處方

系統	運動中表現	風險及處理決策
消化系統	腹部不適、噁心、腹痛、腹脹	輕度危險 休息、排除心臟原因，可以繼續活動
	嘔吐、腹瀉、 腹痛持續無法緩解	中度危險 終止運動、補充電解質、排除感染
	嘔血、血便、黑便、腹部發硬	嚴重危險 緊急送醫

3.4 運動療法的本土化實踐：從環境與文化出發

運動治療，尤其是心血管疾病運動療法，它不是專業性運動或者體育活動，運動變成了調節身體機能狀態的方式，它面臨的是病態的受試者，不要求美學、技藝、時間及總強度，而是以身體的反應作為標準。因此，運動方式不拘形式。部分醫療機構延續國際間的模式，從運動形式到監測方式都不太適用於世界各國族群，運動過於依賴醫療器械，監測方式以儀器為主，有明顯追求商業利潤的傾向。缺乏大眾化，不利於受試者在日常生活中透過自我管理、自我運動的方式來達到運動治療的效果。

因此，開始運動治療一定要建立一套適用於國民實際情況的本土化、個別化、便利化的體系。

開始運動治療要本土化應堅持以下整體原則：

(1)可行性、永續性、新鮮性、吸引力。

(2)避免運動處方僵硬模式。

(3)只定運動類型方向，不拘於實際形式。

(4)考慮受試者自身的人文環境。

第 3 章　打造屬於你的運動處方

（5）以身體反應作為判斷指標。

一般民眾運動的特點：①靜態為主：受傳統文化禮儀的影響，民眾更喜歡中庸、內斂、安靜，所以對比較激烈的運動、群體的運動、競技運動選擇機率相對低；②運動形式單一：到目前為止，很多人對運動的概念仍然停留在散步或者單純的走與跑；③民間運動多樣化：其實半遊戲半運動的運動形式並不少，但是，缺乏整理推廣，更缺乏科學評估提高，本質上這種活動更容易被接受；④缺乏運動監測：多數人認為運動有益，不相信也沒有條件監測或者分析評估，同時也缺乏運動評估的社會組織；⑤場地局限、器材使用率低：早期建設的社區環境密集，公共空間被停車場占用，沒有配套室內健身區，另外，已經配置健身設備使用率還比較低；⑥運動與勞動不分：這是個普遍的現象，很多人感覺自己工作一天已經很累或者已經步數過萬，已經完成了運動量。相反，一部分人運動強迫症，如果少一次運動會感覺自己少活很多天。

目前常見的運動模式從結構上看有三種，即單人運動、社會群體運動和家庭運動。日常運動形式更多的適合小範圍活動，如散步、快走、跑步、倒走、五禽戲、書法、樂器、跳繩、爬樓梯、登山、體操、太極、瑜伽、壓腿、氣功、平面支撐、仰臥起坐、伏地挺身、踢毽子、跳繩、扯鈴等。這

3.4 運動療法的本土化實踐:從環境與文化出發

些運動的特點主要是簡單易行,不需要過大的場地和經費支持,應該大力倡導、研究、推廣。但是,它們也有缺點,運動量稍弱、運動的激發力不足。所以,需要一些強度稍大的活動來彌補,如跳舞、拔河、乒乓球、羽毛球、籃球、足球、網球、高爾夫球等。

現有常用運動器材:受經濟和認知程度的限制,目前民眾接觸的運動器材比較簡單、安全性較差,一些比較新式的運動器材還局限於醫療機構、長照中心、健身機構。雖然,近年來投入較大,但是距離實際需要還有很大差距。目前常用的設備有手杖、球類(乒乓球、槌球、羽毛球)、握/拉力器、啞鈴、大氣球、毽子、扯鈴、腳踏車、武術器具(棍、劍、刀、槍),雖然形式有限,但是只要合理地優化、設計、宣傳,更容易被接受,更容易盡快發揮作用。鑒於疾病影響的部位不同,需要特殊的運動方式來幫助相關部位復健,特殊運動形式及其意義和不正確運動治療的危害見表 3.4.1、表 3.4.2。

表 3.4.1　特殊運動形式及其意義

類型	運動方式舉例	意義
呼吸相關肌群運動	深呼吸、腹式呼吸 憋氣、自主咳嗽 耐力運動 間接運動：伏地挺身、雙手懸吊、仰臥起坐	對於慢性阻塞性肺疾病的患者，可以增加肺的供氧品質，有益心肺功能
臥床肢體運動	懸帶牽拉 蹬踏運動 腿部肌肉用力、勾腳、弓腰、抬頭、抱咳 被動運動：懸吊、扣背、翻身、伸屈、按摩	對於嚴重心功能不全的患者，早期活動可以改善循環和組織灌注，促進復原性代謝，非常有益於復健
休閒不經意運動習慣	勾腳、腿部肌肉用力、弓腰、挪臀 足部操、踝部運動 活動手指、握球 仰頭、轉頭	減少血栓及代謝產物堆積；減少肌肉韌帶長期不良位置耗損
上肢運動	手杖 握力器 摔鞭、摔帶 伏地挺身、雙手懸吊、仰臥起坐	對於下肢癱瘓或者暫時性制動的患者，保持上肢運動可以很好促進血液循環

3.4 運動療法的本土化實踐:從環境與文化出發

注意力轉移活動	書法、棋類 球類競技活動 群體活動 攀爬 瑜珈、太極	透過運動方式達到轉移注意力,可以達到很好的心臟減壓作用。基本原則是手、眼、腦並用
腰腿減少負重運動	游泳、騎行、被動運動、手杖、人工外骨骼	腰痛及下肢關節痛是常見問題,制約很多人運動,選擇好的運動方法非常重要

表 3.4.2 不正確運動治療的危害

常見錯誤觀念	運動替代藥物;兩者應該動態結合
	過度運動:對心血管疾病受試者有害
	錯誤運動:不正確的運動方式可能導致缺血加重和組織壞死
	飢餓+運動減肥:造成代謝異常,對心血管負面影響大
	減肥藥:降糖、降脂藥,中藥減肥
不良後果	心功能降低,甚至出現急性心衰竭
	動脈栓塞、肺栓塞等
	血壓、心率穩定性更差;腦中風
	肢體潰爛:如出現糖尿病足
	運動傷:胃潰瘍、咳血
	體重反彈、肝中毒

(張紅超)

第 3 章　打造屬於你的運動處方

第 4 章

運動療法
在臨床上的實際應用

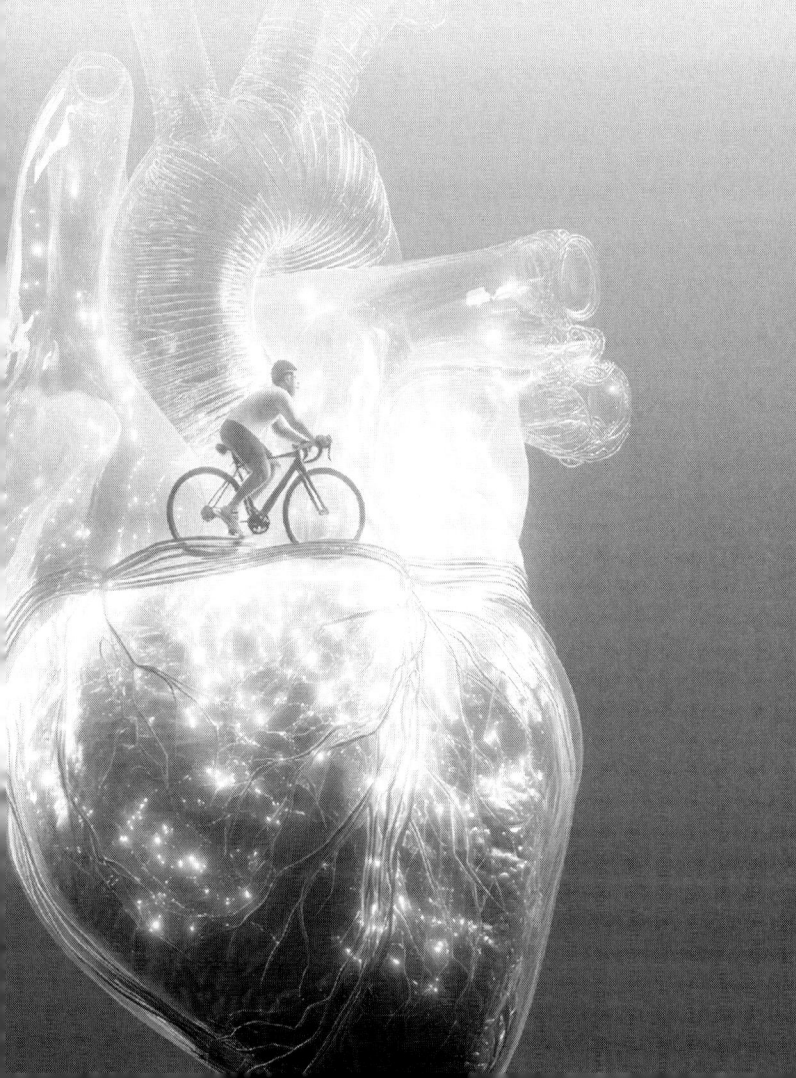

第 4 章　運動療法在臨床上的實際應用

4.1　全球指引如何看待運動療法？

　　近年來，心血管疾病盛行率仍處於上升階段，每年因心血管疾病致死致殘人數居高不下，為個人、家庭甚至社會帶來了沉重的負擔。目前心血管疾病已經受到社會各界的廣泛關注，如何更好地預防疾病，輔助治療以及癒後復健，全面提高患者健康程度、生活品質以及延長壽命，成為備受大家關注的焦點。因此，以「運動」為核心的預防、治療以及復健理論和實踐體系逐漸成熟。運動不僅是健身塑形的有效方式，也是防病治病的有力措施，已經獲得越來越多的實證醫學證據支持。美國心臟協會（AHA）、美國心臟病學會基金會（ACCF）、歐洲心臟病學會（ESC）和歐洲心血管預防和復健協會（EACPR）透過收集並整理大量臨床研究和系統評價結果，經過充分討論，推出了包含運動內容的心血管疾病預防和復原指南，中華醫學會心血管疾病學分會、中國復原醫學會心血管疾病專業委員會和中國老年學學會心腦血管疾病專業委員會也先後推出了〈中國心血管疾病預防指南〉、〈冠心病心臟復原／二級預防中國專家共識〉等。在這些心血管疾病指南中，都著重提出運動在心血管疾病一級和二級預防中的重要作用，有助於我們理解運動在心血管疾病中的效

4.1 全球指引如何看待運動療法？

益,發揮運動在心血管疾病預防治療中的作用。

在大眾觀念中,往往將身體活動和運動這兩個概念混淆,很多人將自己在一天工作生活中步行、爬樓以及搬運都當成運動。讓我們回顧一下世界衛生組織關於身體活動和運動的定義:身體活動是指在靜息基礎上身體骨骼肌收縮導致能量消耗增加的任何活動,包括家事勞動、職業運動、交通活動和休閒活動;運動是一種有目的、有計畫、可重複的多個大肌群參與的,旨在促進或增加心肺耐力、肌肉力量、平衡性和柔韌性的身體活動。根據上述定義,我們可以認為運動是身體活動的一種形式,但身體活動不一定是運動。比如類似步行這種身體活動,它無事先計畫,無可重複性,也無目的性或者系統性。因此,在心血管疾病的預防治療中,我們需要充分理解運動的含義,掌握相關運動指標,透過測量記錄身體反應,針對個人制定合理的運動方案,才能做到有的放矢,享受運動帶來的福利。

在國際上發布的多篇指南中,都詳細描述了運動缺乏造成的不良後果,以及運動獲益和相關機制。

研究顯示,長期缺乏運動可以導致肌纖維萎縮、肌肉力量下降和肌肉體積減小,肌肉氧化能力隨之下降,最終導致運動耐量降低和體能明顯下降。日常規律活動並不能夠替代運動訓練,文獻中明確提出如果停止運動訓練 4～6 週,最

第 4 章　運動療法在臨床上的實際應用

大攝氧量也會顯著下降，對心肺功能產生不利影響，糖耐量、胰島素敏感性、代謝清除率也會隨著年齡增長逐步降低或減少。缺乏運動會增加罹患糖尿病、高脂血症等疾病的風險，體重超重的可能性也會顯著增加，這些都是導致心血管疾病的危險因子。老年心血管疾病患者缺乏運動導致體能（肌肉群和身體機能）進一步下降，如果最大攝氧量下降到不能維持日常活動的閾值以下（如站立坐下、穿越馬路、爬樓梯等能力受到影響），老年患者的生活品質將明顯下降。甚至有的老年患者即使肢體活動自如，但喪失了日常生活能力，同樣意味著處於肢體障礙的狀態。

根據人體器官提供能量時有無氧的參與，運動可分為有氧運動和無氧運動。有氧運動通常是大肌肉群參與，持續運動數分鐘以上，如快速步行、跑步、游泳及騎車等，能量代謝以糖和脂肪有氧氧化為主，是文獻中推薦的重要運動方式。而無氧運動通常直接利用三磷酸腺苷—磷酸肌酸和無氧糖酵解功能，持續運動時間較短，如衝刺和舉重等。在適合的有氧運動強度下，隨著運動強度增加，心率、攝氧量和血壓都會有不同程度的上升。在制定個別化運動方案時，需要監測這三個指標，避免運動過量導致人體器官損傷。攝氧量是身體器官運動時每分鐘攝取體內參與能量代謝的氧氣量，監測過程中可以測量平均值及峰值。它與年齡和性別相關，在 25～30 歲時達到巔峰，之後逐年下降，女性攝氧量往往

4.1 全球指引如何看待運動療法？

低於男性,心血管疾病患者顯著低於健康族群。運動時副交感神經活性下降,交感神經活性增加,心率加快,文獻中提出:健康族群最大預測心率 =220- 年齡,多數運動方案認為運動時達到 80％預測心率即可。運動停止後心率應逐漸恢復正常,以運動停止後即刻心率和運動中心率的差值表示,通常＞ 12 次／ min。有氧運動時周邊組織器官血氧需求增加,心排出量也隨之增加,血管隨著運動增強而擴張,血壓表現為收縮壓增加而舒張壓不變或者輕度增加。研究發現通常有氧運動每增加 1MET,收縮壓增加 10mmHg,運動停止後通常於 6min 內達到或低於靜息數值。

心血管疾病患者從規律適當有氧運動中得到的獲益,主要展現在以下三個部分:①透過心肺功能的提升,改善身體耐量和強度,提高生活品質。心血管疾病患者由於心功能受損,早期表現以勞力性呼吸困難為主,隨著病情進展,心功能逐漸下降,輕度體力勞動甚至平臥都可以誘發呼吸困難,這已經嚴重影響患者正常生活,甚至使其喪失生活能力,而規律合理的運動可以明顯提高患者的心肺耐受量,幫助患者恢復正常生活甚至重返工作職位。研究顯示心臟病患者接受監護下復健運動訓練 3 ～ 6 個月後可提高峰值攝氧量 11％～ 36％。冠心病患者在醫師指導下堅持長期適量的運動後,相同運動強度下心率、收縮壓等都會有不同程度的下降,這可以降低同等運動強度下心肌耗氧量,提高心

絞痛閾值改善心肌缺血，從而提高冠心病患者生活品質以及降低死亡率。對於超過 70 歲的老年患者，運動同樣可以幫助他們提高心肺運動耐量，提高他們的生活自主能力。②促進新陳代謝提高身體器官抗發炎、抗氧化能力，改善心血管疾病危險因子。血液在心血管系統中循環往返流動，會對血管壁產生張力及剪力，與流速及流量呈正相關。運動時血液流速及流量都會相應增加，對血管壁的壓力及剪力也會隨之增加，可以促進一氧化氮（NO）的合成和釋放，改善血管內皮功能。也可以降低糖化終產物表現，促進內皮修復及新生，延緩動脈硬化進展。透過動物實驗及運動對人類影響的研究發現，有氧運動訓練還可以降低血漿 C 反應蛋白、白血球介素等數值，促進還原型煙醯胺腺嘌呤二核苷酸磷酸（NADPH）、谷胱甘肽（GSH）等生成，增加身體器官抗氧化和抗發炎能力。有氧運動訓練還可以改善心血管疾病危險因子，如降低血壓、血脂和血糖等。③增加心肌儲備能力，提高心肌缺氧耐受能力，降低心血管疾病患者死亡率，改善預後。部分冠心病患者急性發病的原因是冠狀動脈內斑塊破裂形成血栓，部分或者完全堵塞冠狀動脈，心肌缺血誘發嚴重後果。長期規律的有氧運動可以穩定斑塊，降低血液黏稠度、降低血小板聚集、提高血漿組織纖溶酶啟用標準，降低組織纖溶酶抑制標準，提高器官抗血栓能力，避免嚴重心血管疾病事件發生。運動也可以提高心肌儲備能力，降低同等

4.1 全球指引如何看待運動療法?

強度下運動時心肌耗氧量,提高冠心病患者誘發心肌缺血閾值。還可以降低交感神經活性,減慢心率,增加副交感神經活性、心率變異性和壓力感受器的敏感性,降低猝死風險。透過統合分析發現,長期規律運動可以顯著降低心血管疾病發生率,提高心血管疾病患者生活品質,延長預期壽命,降低死亡率,從而改善心血管疾病患者預後。

運動在預防、治療和改善心血管疾病方面均發揮著舉足輕重的作用,在各國指南中都著重強調了它的價值,並指出醫師不僅應當為患者提供藥物處方,同時應提供運動處方。在為患者開運動處方的時候,臨床醫師應當重點關注運動的安全性和有效性,進行充分的風險評估,制定個別化的運動方案,在保障安全的前提下,讓患者在適宜強度下的運動中獲益。

(曹鈺錕 李悅)

4.2 提升心衰竭患者的心臟儲備力

4.2.1 心衰竭的診斷

心衰竭（簡稱心衰竭）是各種心臟結構或功能性疾病導致心室充盈和（或）射血功能受損，心排血量不能滿足器官組織代謝需要，以肺循環和（或）體循環淤血，器官、組織血液灌注不足為臨床表現的一組症候群，主要表現為呼吸困難、體力活動受限和體液瀦留。慢性心衰竭是指持續存在的心衰竭狀態，可以穩定、惡化或失代償。慢性心衰竭需結合病史、症狀、醫學徵象及輔助檢查做出診斷。主要診斷依據為原有基礎心臟病的證據及循環淤血的表現。左心衰竭不同程度的呼吸困難和肺部囉音，右心衰竭的頸靜脈怒張、肝腫大、水腫，以及奔馬律、瓣膜區雜音等是診斷慢性心衰竭的主要依據，BNP 等實驗室檢查也可以作為診斷依據。

4.2.2 心衰竭分級及 6 分鐘步行試驗

（1）美國紐約心臟病學會分級方法：

Ⅰ級：心臟病患者日常活動量不受限制，一般活動不引起乏力、呼吸困難等心衰竭症狀。

4.2 提升心衰竭患者的心臟儲備力

Ⅱ級：心臟病患者體力活動輕度受限，休息時無自覺症狀，一般活動下可出現心衰竭症狀。

Ⅲ級：心臟病患者體力活動明顯受限，低於平時一般活動即引起心衰竭症狀。

Ⅳ級：心臟病患者不能從事任何體力活動，休息狀態下也出現心衰竭症狀，活動後加重。

(2) 6分鐘步行試驗：要求受試者在平直走廊裡盡快步行，測定6分鐘的步行距離，根據US carvedilol研究設定的標準，6分鐘步行距離＜150m為重度心衰竭，150～450m和＞450m分別為中度和輕度心衰竭。

4.2.3　心衰竭患者運動訓練的前提和程度

澳洲國家心臟基金會建議：除非有禁忌症，確診臨床穩定的心血管疾病族群應逐漸達到推薦體力活動量（幾乎每天，且每天30min或者以上的中等體力活動）。是否所有的慢性心衰竭患者都可以進行中等體力活動呢？任何針對漸進式低到中等強度體力活動計畫的活動前評估都應包括藥物檢查、實驗室檢查、體格檢查和體力活動史，以確保沒有禁忌症。比如：透過6分鐘步行試驗評估初始運動耐量，6分鐘步行距離達到200m及以上者（等於心功能Ⅲ級或更好），開始最佳運動耐量訓練。此外，受試者應該在接受完善藥物治

第 4 章　運動療法在臨床上的實際應用

療的基礎上開始體力活動,以降低整體冠狀動脈風險。推薦體力活動標準為:達到中等強度(適度、顯著地增加呼吸深度和速度,同時仍能讓人吹口哨或舒適地交談)。心血管疾病晚期或有嚴重功能障礙的族群宜減小運動量(低強度、短時間、長間歇)。

4.2.4　運動的風險和受益

　　接受並有監督的心臟復健計畫的受試者中,發生重大心臟事件的風險非常低。複發性心臟事件最有可能發生在體力弱的受試者,或者活動量高於推薦量的受試者身上。損傷和心血管事件的風險通常可以透過逐漸增加體力活動量來降低。中強度體力活動可以改善症狀、心臟功能、心理健康和生活品質,還透過降低血壓、降低胰島素阻抗、控制不健康體重和改善血脂狀況來降低心血管風險。在專業物理治療師的監督下開始輕到中度的體力活動,對於臨床穩定的心血管疾病族群是安全的,並且可改善肌肉健康。所以體力活動的受益遠遠大於風險。

4.2.5　運動過程的監測和調整

　　對運動過程加以監測,以確保體力活動達到目標量,並保證受試者的安全。住院期間運動訓練時可根據需要隨時監

測心率、血壓、心電圖等,離院後要求受試者隨時關注自己的心率和呼吸,保證達到有效心率或中等體力活動狀態。對於那些嚴重或不受控制的心血管疾病族群,如果出現不適,應停止體力活動,等待醫學檢查。每月測定一次 6 分鐘平均步行速度,根據治療對象的狀態調整運動強度、時間和頻率,確保方案與治療對象的運動能力相適應。

運動時目標心率可採用 Karvonen 公式計算:運動時目標心率＝靜息心率＋(最大運動心率－靜息心率)× 百分比(慢性心衰竭治療對象以 40%～ 70%較安全)。

暫停運動的指標:運動中出現程度較輕的胸口不適、心悸、胸悶、呼吸困難、頭暈、疲勞等,休息後緩解,則可繼續運動。

終止運動的指標:運動中出現程度較重的胸口不適、心悸、胸悶、胸痛、呼吸困難、臉色蒼白、極度乏力、頭暈、眼花等腦缺血及周邊循環不良症狀;心率不隨運動強度增加而增加;聽診發現肺囉音、奔馬律;有明顯的心電圖異常、嚴重心律不整等。

4.2.6 手術後運動

以往對心臟病族群過分強調「靜養和臥床休息」,以至於其中一部分治療對象在心臟手術成功後,還一直將自己看

作病人,擔心傷口會裂開,心臟縫線和人工瓣膜會脫落等不敢參加體育活動,長期不進行重體力活動,結果導致肌肉萎縮、脂肪增加甚至肥胖、體力下降,進而影響學業、工作和婚姻,生活品質低下。實際上適當運動對心臟手術後族群的恢復有重要意義。心臟手術後的運動復健治療方案要遵循個別化和循序漸進的原則,對手術後早期族群,應以床上被動運動和有限的肢體自主活動為主,例如進行呼吸訓練(深呼吸、吹氣球、手臂穩定胸腔保護刀口的咳嗽訓練)、促進循環訓練(仰臥勾腳及腿部肌肉用力),之後逐漸過渡到床旁坐姿,和在護理師或家人監護下床邊步行(術後第二天即可在護理師指導下開始活動,活動量以不感到疲勞為度)。以達到改善組織代謝、促進腸胃功能恢復、改善微循環,防止產生壓瘡、防止深靜脈血栓形成和防止墜積性肺炎發生的目的。一般狀況進一步穩定後可根據 6 分鐘步行試驗結果制定運動量和每日運動次數。

4.2.7　評估運動訓練的效果及藥物的使用

　　體力活動訓練的效果評估:①心臟儲備能力:採用 6 分鐘步行試驗進行評估,每月進行 1 次。②心臟功能:心臟超音波測定左心室射血分數(LVEF)、舒張早期與舒張晚期峰值流速(E/A)比值、左室舒張末期內徑(LVEDd)。以明尼

蘇達生活品質量表（Minnesota living with heart failure questionnaire，MLHFQ）評估生活品質。透過對各指標變化的分析綜合評估訓練效果。

最佳運動耐量訓練是在冠心病心衰竭常規藥物治療的基礎上進行的（包括如阿斯匹靈、毛地黃、血管張力素轉化酶抑制劑、乙型阻斷劑等），並且訓練時應備有硝化甘油等急救藥品保證受試者安全，過程中應根據即時監測的心功能及心臟儲備能力及時調整受試者藥物使用，以利受試者復健。

4.2.8　最終目標：提高長期存活率，提高與病共存的生活品質

發生心衰竭時，心臟功能失常的最重要方面是心臟儲備能力的降低。心臟儲備能力使慢性心衰竭治療對象具備一定的抗風險能力，提升心臟儲備能力即可提高感染和情緒激動引發慢性心衰竭治療對象急性心臟功能惡化的存活率。因此，非禁忌症的慢性心衰竭治療對象應參與最佳運動耐量訓練或中強度體力活動，提升心臟功能儲備，提高長期存活率及與病共存的品質。

除終末期的心衰竭外，慢性心衰竭的患者如果科學管理，可以極大限度地延長其壽命和提高生活品質，臨床上，慢性心衰竭常見的原因是在感染、生氣、勞累、飲酒、外

傷、其他疾病時，衰竭的心臟在急性壓力情況下發生心肌急性反應導致急性心臟功能惡化，甚至導致死亡。概括來說，心衰竭多數死於突發的壓力狀態。近年的研究發現建立慢性心衰竭患者的「心臟儲備能力」可以大幅提高遠期存活率。這也是近年來的研究重點之一。由此，可以理解，適當的運動療法對建立慢性心衰竭患者的「心臟儲備能力」是最為簡便易行的方法。

（姚京　張紅超）

4.3　運動可以單獨治療冠心病？

　　冠狀動脈粥狀硬化性心臟病（冠心病）是由於冠狀動脈粥狀硬化使管腔狹窄或阻塞，導致心肌供血不足而引發的一系列臨床病症，包括無症狀性心肌缺血、心絞痛、急性冠狀動脈症候群（不穩定型心絞痛、心肌梗塞）和心因性猝死。冠心病是可以預防的，而體力活動與冠心病的關聯，很早就有記載。大約 250 年前，英國人 Heberden 記載了心絞痛患者在每日堅持 30min 的伐木工作後，症狀幾乎完全消失。Morris 等人也在 1950 年代就理解到體力活動與冠心病之間的密切關係。Morris 在其流行病學報告中描述，與司機相比，倫敦雙層公車上的售票員冠心病的盛行率較低。他同時還報導了在同一公司，郵差的冠心病盛行率要比總機人員低。其後，Powell 等的研究則進一步顯示體育活動與心血管疾病之間存在著密切相關，隨著體力活動增加，心血管疾病發生率相應降低。2002 年世界衛生組織報告假設，先進國家超過 20% 的冠心病是由於缺乏運動導致的。有大量文獻記載，運動不但在冠心病的初級預防中發揮重要的作用，而且也是冠心病二級預防的重要組成部分。

4.3.1 運動可以降低冠心病的危險因子，從而降低冠心病的發生率

根據在 52 個國家進行的 INTERHEART 研究，與心肌梗塞相關的潛在可糾正的危險因子包括吸菸、糖尿病、高血壓、腹型肥胖、蔬菜水果攝取量少、運動少、酒精攝取過多、低密度脂蛋白（LDL）膽固醇含量增加以及高密度脂蛋白（HDL）膽固醇含量減少。90％的冠心病可歸因於上述危險因子。定期運動訓練透過降低三酸甘油酯和增加高密度脂蛋白膽固醇，降低靜止血壓，改善葡萄糖代謝和胰島素敏感性，減輕體重，減少發炎標誌物等來改善心血管疾病的風險特徵。先進國家的經驗也證實了這一點。Ford 等總結 1980～2000 年美國冠心病死亡減少的經驗，發現控制危險因子的貢獻最大，改善危險因子使冠心病死亡率下降 48％，其中降低膽固醇使死亡率下降 24％，控制血壓使死亡率下降 20％。

4.3.2 運動可以增加心肌血液灌注，改善心功能，增強冠心病患者的運動能力

研究證據顯示，運動可以透過改善部分血管內皮功能，促進冠狀動脈側支循環，穩定、延緩動脈粥狀硬化斑塊的發生進展，使血管再生，以及降低血小板的活性等增加心肌灌

注,改善運動能力並緩解冠心病的症狀,提高心血管健康。科學有規律的運動訓練後,冠心病患者的心絞痛閾值明顯提高,運動能力明顯改善,可以從事比復健治療前運動強度更大的活動,從而減輕冠心病患者與活動有關的心肺症狀。有報告顯示,經過每週 3 次,運動強度為 70%～85% 最大心率,共 3 個月的有氧運動,患者平板運動耐力增加了 30%～50%,峰值耗氧量提高 15%～20%。運動還可以增強迷走神經張力,從而降低在完成任何既定工作負荷或活動時的心率,並在運動期間可延遲不適症狀的發生。某些患者甚至在運動訓練後心絞痛就會消失。

4.3.3 運動可以預防急性心血管事件的發生

有研究顯示,實施以運動作為主體的復健計畫的患者,其發生致命性心血管事件和總死亡率降低了 20%～25%。與常規治療護理方法相比,基於運動的心臟復健被證明不僅可以減少全因死亡率,還可以減少心因死亡率。至少有一項對照試驗顯示,心臟復健後心肌梗塞(MI)的復發顯著減少。基於運動的復健還可以減少心肌梗塞發生率、冠狀動脈繞道手術(CABG)和經皮冠狀動脈侵入性治療(PCI)(包括支架植入術)後患者的再入院率。

4.3.4　心理上的益處和成本效益

　　研究發現基於運動的心臟復健對減少焦慮和憂鬱評分有顯著影響。此外，基於運動的心臟復健還可以緩解不同時期的焦慮和憂鬱症狀。參加運動訓練計畫至少有助於減少心肌梗塞後女性的憂鬱和焦慮表現。另外，一項在智利公共衛生系統內進行的評估顯示，對於急性冠狀動脈症候群的倖存者來說，基於運動的心臟康復比標準治療具有非常高的成本效益。與未參與運動的對照組患者相比，選擇以運動作為主體的心血管復健計畫的患者，其醫療費用顯著降低。

　　總之，科學的運動和鍛鍊在冠心病的預防、治療和預後發揮重要的作用。為冠心病患者所適用的運動計畫已被證實有多重益處，而且實施的安全性較高。這些益處包括降低冠心病的危險因子或共病危險因子，改善患者心臟功能、改善心肌灌注、緩解心肌缺血症狀，延緩冠狀動脈粥狀硬化的發生與發展，並減少冠心病事件的復發並降低繼發性冠心病的死亡率。此外，還可以改善戒菸情況與心理因素，進一步提高患者的生活品質。所以冠心病患者不要一味地認為不能運動，相反，適當的運動反而對健康有益。

（申東曉　史須）

4.3 運動可以單獨治療冠心病嗎？

附案例：運動可以作為治療冠心病的獨立方法

經過 3 年的堅持，一位原本找我進行冠狀動脈繞道手術的朋友，冠狀動脈病變部位明顯轉好，基本安全了，結果非常理想。為了證實其可信性，顯示檢查報告如下。

2016 年初始報告：患者，男性，50 多歲，因偶發勞力性心絞痛，經 CTA 和冠狀動脈血管攝影確定，左前降支根部重度狹窄，右冠有輕度擴張。見圖 4.3.1。

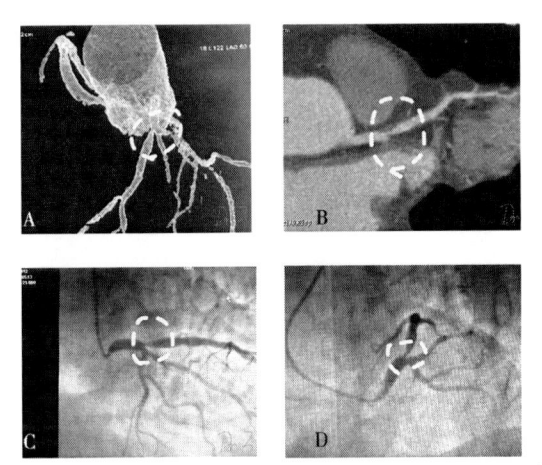

圖 4.3.1　治療前的 CTA 和冠狀動脈血管攝影（A～D）

拒絕為患者進行繞道手術與置放支架的理由：

(1) 患者發病時間不長，發作頻率低，緩解快，發作前可以參加耐力體育活動。

(2) 生化指標危險因子少。

(3)若搭橋僅需一根橋，其他血管有擴張跡象，轉歸不明確，而且不能確切判斷症狀一定與血管病變區相關，創傷與收益比不划算。

(4)患者職業為教師，後轉為教育管理，自律性、遵從性非常好。

(5)患者經過藥物調整後，療效明顯。

(6)患者有運動基礎，運動興趣可以，積極接受運動治療指導。

治療過程＝運動＋藥物。

3年後複查情況見圖4.3.2。

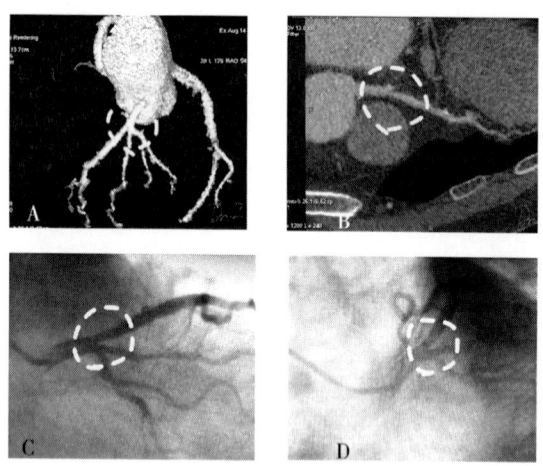

圖4.3.2 治療後的CTA和冠狀動脈血管攝影（A～D）

4.3 運動可以單獨治療冠心病嗎？

　　CTA 和冠狀動脈血管攝影均證實：病變區域狹窄明顯減輕，右冠擴張稍有加重。偶有症狀，無典型心絞痛及心電圖改變。

　　處置意見：繼續內科治療觀察。

　　本案例的啟發：

　　(1) 繞道手術和置放支架是救急救重的方式，不能誇大。

　　(2) 綜合治療一定不能忽視。

　　(3) 一定要綜合評估患者的自我管理能力。

　　(4) 運動是治療冠心病的一種獨立有效的方法。

　　(5) 建立科學的運動方法非常重要。

（張紅超　黃叢春）

患者有話說：

　　李某某，男，1957 年 5 月出生，職業：教育工作。

　　2016 年 4 月，因罹患心絞痛入住區域醫院。經心臟 CT（64 切）檢查診斷為心絞痛，係心臟左前降支冠狀動脈狹窄堵塞所致。住院期間心絞痛多次發作（達 7 次），因治療效果不佳，轉入醫學中心心臟內科住院治療。經心臟冠狀動脈造影檢查堵塞達 90％，確定要做冠狀動脈繞道手術。因恐

第 4 章　運動療法在臨床上的實際應用

懼、心理緊張等原因,放棄手術治療,同時轉入醫學中心心臟外科住院治療。

入住心臟外科後,主任針對我的病情做了全面、詳細地檢查,並依據檢查結果進行全面綜合評估。根據我的病情和身體狀況,決定暫不做心臟繞道手術,制定了藥物治療＋運動鍛鍊結合的綜合治療方案。張主任告訴我:採取藥物治療首先要控制心絞痛的反覆發作,在心絞痛不發作的前提下,進行適度、合理地運動鍛鍊;在運動鍛鍊中要堅持緩慢起步,並要有一個暖身過程,鍛鍊過程中要控制心率在正常的區間範圍內（95～120 次／min）。

2016 年 5 月出院後,我按照張主任的治療方案,堅持每天按時服藥,堅持經常性的運動鍛鍊,經歷了近 6 個月緩慢起步和適應性的鍛鍊過程,每次都把鍛鍊心率控制在要求的範圍內,6 個月後,我逐漸地適應了每天鍛鍊的過程,每天運動的量和運動速度較之前也有大的提升。經過近 3 年的治療和鍛鍊,我的病情和症狀有了顯著地改變,3 年間基本上沒有再發生心絞痛症狀。

2019 年 6 月,我再次入住心臟外科複查時,張主任告訴我,繞道手術和支架手術不需要做了,我的心臟病安全了。聽到複查結果,我由衷地激動和高興,我的病情症狀能有今天的改變,都得益於張主任的治療方案和運動鍛鍊。

4.4 心律不整者的安全運動守則

流行病學、臨床和實驗室研究都已證明,適當運動能夠降低心血管疾病的發生率和死亡率,改善身體功能和提高生活品質。而且,運動可以顯著降低其他慢性疾病發病的風險,如肥胖、骨質疏鬆症、糖尿病、部分腫瘤以及憂鬱症。由於這些原因,體育鍛鍊被認為是有效的、低成本的,預防和治療疾病的方式。但是,雖然大量的科學資料證明了積極運動的生活方式的好處,但只有少數人定期進行體育鍛鍊,其中心血管疾病患者就更少。那麼促進一般族群以及心血管疾病患者進行有規律的體育活動,便成了醫療機構和醫療工作人員的一個重要目標。

心律不整的運動療法主要包括:心律不整及其與體育鍛鍊的關係;適用於各種心律不整和心律不整性心臟病的運動處方;運動與抗心律不整治療之間的相互作用。

4.4.1 心律不整的臨床研究

(1)對心律不整患者診斷和預後的調查:臨床上有些心律不整患者耐受良好,有些有不同程度的幫浦功能降低,還有一些甚至可能導致猝死。猝死通常與後天性或先天性心臟

第 4 章　運動療法在臨床上的實際應用

病有關。因此，在心律不整的受試者中，首先要評估隱性心臟病的存在及其類型。

在臨床病史詢問中，以下幾種情況是很重要的：猝死的家族史、遺傳性心臟病、心律不整相關症狀（尤其是暈厥）和可能的觸發因素（例如甲狀腺亢進）。在儀器檢查方面，12 導程心電圖十分重要。除了能提出單一心律不整的診斷資料之外，在許多情況下，它還能發現，或至少懷疑大多數潛在的心律不整性心臟病。當懷疑有器質性心臟病（超音波），當需要評估晝夜節律模式和個體心律不整對運動的反應時（動態心電圖監測、運動試驗），或需要分析心律不整的機制時，則需要進一步的診查。

(2) 心律不整與體育鍛鍊之間的關係：體育鍛鍊通常對心律不整患者不會產生直接的有利影響。體育鍛鍊可以增加交感神經活動，體力勞動往往會誘導室性和心室上心搏過速的發作。此外，增加的交感神經張力降低了心室纖維性顫動的閾值。在病理條件下，運動負荷可以透過缺血，左心室流出阻塞等機制間接誘發心律不整。但是，由於運動能降低整體心血管疾病的發生率以及死亡率，並改善身體健康和提高生活品質，因此心律不整患者也應該進行合理的運動。

4.4　心律不整者的安全運動守則

　　從血液動力學的觀點來看，單一的心律不整，即沒有其他併發心臟病的心律不整，大多數都能良好地耐受運動負荷。然而，有其他心臟病並存的情況下，許多心律不整可能損害幫浦功能甚至導致心臟停止，並且明顯與心臟病的類型和程度有關。

　　一些心臟病在運動負荷期間更容易發生惡性心室性心律不整：肥厚性心肌症，致心律不整性右心室心肌症，冠心病（包括先天性冠狀動脈異常）和心肌炎。一些離子通道疾病（長 QT 症候群，兒茶酚胺能多型性心室性心搏過速）也屬於此類疾病。因此，在所有致心律不整疾病中（例如長 QT 症候群），應避免這些能引起強烈情緒反應，誘導兒茶酚胺突然增加的身體活動，例如下坡滑雪、攀爬等。

　　在那些與暈厥風險相關的心律不整和潛在的致心律不整症候群中，任何意識喪失即可導致死亡或溺水（「內在風險」活動）的身體活動，如攀岩、摩托車運動、游泳、潛水等都必須避免。

4.4.2 各種心律不整和對心律不整疾病的運動建議

表 4.4.1 各種心律不整和潛在致心律不整性遺傳性心臟病的實際運動建議

心律不整	輔助檢查	臨床表現	處置
嚴重竇性心搏過緩（< 40 次／分）或竇性停搏 > 3s	ET, Holter, Echo	1. 無症狀，非器質性心臟病 2. 停止訓練後無症狀 3. 有症狀	1. 任何活動 2. 無內在風險下低強度活動 3. 植入節律器
第二度第二型房室傳導阻滯第三度房室傳導阻滯	ET, Echo, Holter, EPS	1. 無症狀，非器質性心臟病，三度房室傳導阻滯 2. 有症狀，器質性心臟病，持續性房室傳導阻滯	1. 任何活動 2. 植入節律器
頻發心室早期收縮	Holter, Echo, ET	1. 無症狀，非器質性心臟病 2. 器質性心臟病	1. 任何活動 2. 個人決定
心室早期收縮	Holter, Echo, ET	1. 無症狀，非器質性心臟病 2. 心臟病，頻發	1. 任何活動，反覆發作須個人決定 2. 低中強度體力活動

4.4 心律不整者的安全運動守則

心律不整	輔助檢查	臨床表現	處置
持續性、陣發性心房顫動和心房撲動	Holter, Echo, ET	1. 無症狀,非器質性心臟病活動後無心率升高 2. 有症狀,器質性心臟病 3. 抗凝血劑治療	1. 低中強度活動 2. 無內在風險低強度活動 3. 有受傷風險下避免活動
永久性心房顫動和心房撲動	Holter, Echo, ET	1. 無症狀,非器質性心臟病活動後無心率升高 2. 有症狀,器質性心臟病 3. 抗凝血劑治療	1. 低中強度活動 2. 無內在風險低強度活動 3. 有受傷風險下避免活動;心房撲動時可考慮消融治療
心室上心搏過速不伴隨預激症候群	Echo, Holter, ET（EPS）	1. 散發,短暫,與活動無關,無暈厥或心臟病 2. 其他情況	1. 任何活動,在排除內在風險後;考慮消融 2. 輕微體力活動;考慮消融
預激症候群	Echo, Holter, ET（EPS）	1. 無症狀,非器質性心臟病 2. 心搏過速反覆發作 3. 心房顫動	1. 輕微體力活動 2. 電生理學檢查 3. 必要時消融

心律不整	輔助檢查	臨床表現	處置
非持續性心室上心搏過速	Echo, Holter, ET, 冠狀動脈造影	1. 無家族猝死史，無症狀，非器質性心臟病，心室流出道或束支傳導阻滯 2. 有症狀，器質性心臟病	1. 輕中度體力活動；可考慮消融 2. 輕微體力活動
持續性心搏過速	Echo, Holter, ET, 冠狀動脈造影	1. 無家族猝死史，無症狀，非器質性心臟病，心室流出道或束支傳導阻滯 2. 有症狀，器質性心臟病	1. 輕中度體力活動，考慮消融 2. 輕微體力活動，考慮消融
長 QT 症候群（＞450ms 男性；＞470ms 女性）	Echo, Holter, ET	1. 無症狀，隱性基因缺陷帶因者 2. 有症狀	輕微體力活動；避免劇烈活動；高危險患者考慮 ICD（QTc ＞ 600ms）
短 QT 症候群（QTc ＞ 320ms）	Echo, Holter, ET	1. 無症狀，無家族猝死史 2. 有家族猝死史，有症狀	1. 輕微體力活動。基因缺陷帶因者和顯性基因患者可考慮植入 ICD 2. 無活動，考慮 ICD

4.4 心律不整者的安全運動守則

心律不整	輔助檢查	臨床表現	處置
Brugada 症候群	Holter, Echo, ET, EPS	1. 無症狀,低危險 2. 無症狀,高危險 3. 有症狀	1. 輕微體力活動 2. 輕微體力活動;考慮 ICD 3. 考慮 ICD
致心律不整型右室心肌病變	Holter, Echo, ET	1. 無症狀,心律不整 2. 無症狀,無反覆發作心律不整 3. 有症狀	1. 輕中度體力活動 2. 輕微體力活動;避免有氧運動 3. 考慮 ICD
兒茶酚安能多型性心室性心搏過速	Holter, Echo, ET	所有情況	輕微體力活動並考慮 ICD
心臟肥大	Holter, Echo, ET	1. 無症狀,低危險 2. 有症狀,高危險	1. 輕微體力活動 2. 輕微體力活動,考慮 ICD

注：運動試驗（exercise test，ET）；動態心電圖（ambulatory electrocardiogram，Holter）；心臟超音波（echocardiography，Echo）；電生理檢查（electophysiological study，EPS）；植入型心律除顫器（implantable cardioverter defibrillator，ICD）

4.4.3 運動和抗心律不整治療之間的相互作用

（1）抗心律不整的藥物治療：許多心律不整患者服用抗心律不整藥物，其中大多數藥物可以同時具有心臟和心外不

良反應。在為心律不整患者開運動處方時，應該記住一些藥物往往會不同程度地抑制心肌收縮力（例如 IC 類）。雖然這類藥物在非心臟病患者中的作用不明顯，但在左心室幫浦功能低下的患者中作用非常大。此外，其他透過降低心輸出量，從而減少對運動負荷的變時性反應（例如乙型阻斷劑）的藥物，以及被國際奧林匹克委員會禁止作為興奮劑（例如乙型阻斷劑，利尿劑）的藥物，也應該列入考慮。

(2) 導管消融術：導管消融術廣泛用於臨床實踐中以治療快速性心律不整。該過程在心肌中產生一個或多個凝固性病變，在幾天內趨於癒合，沒有證據顯示消融具有嚴重的致心律不整作用。如果病變消融不徹底，並且其功效僅是短暫的，則治療的心律不整可能復發，復發通常在幾小時或幾天內出現。但經過有效的消融手術後，患者可以在短時間內（一個月）進行與其健康狀況相適應的身體活動，只要他們沒有復發症狀或心電圖改變（例如 Wolff-Parkinson-White 症候群中的 δ 波再現）。在無症狀受試者中，除特定病例外，通常不需要進行電生理學性複檢。

接受消融治療的心房顫動（肺靜脈隔離等）或心房撲動患者通常會出現早期復發，而且復發可能是無症狀的。此外，許多這類患者必須長期堅持抗凝血劑治療。因此，在開始任何類型的體育鍛鍊之前，必須有足夠的觀察期。

4.4 心律不整者的安全運動守則

(3) 心臟節律器：植入心臟節律器 (PM) 的患者有可能會受到器質性心臟病和各種心律不整的影響。可以進行的身體活動類型取決於這些不同的情況。以下建議適用於這些患者：

在植入後 6 個月內，患者應避免劇烈運動和同側肢體的極度運動，防止引起心臟節律器移位。應避免涉及身體接觸或高風險的活動，以及在高壓環境（例如潛水）中進行的活動，因為這些活動可能損壞刺激器和（或）節律導線。如果患者依賴於心臟節律器，這些預防措施尤為重要。

應評估在運動負荷期間心率的正確調整〔透過運動測試和（或）動態心電圖監測〕。在這方面應該指出的是，在竇房結疾病中，透過 AAI-R 和 DDD-R 刺激模式實現運動負荷期間的心率調節；在完整的 AV 模組（AVB）中，是透過 DDD 和 VDD 模式；而在慢性心房顫動中，是透過 VVI-R 模式。鑒於速率響應心臟節律器中使用的感測器的特徵不同，必需根據實際情況進行評估。

由於右心室刺激可能會即時惡化左心室幫浦功能和（或）加重二尖瓣閉鎖不全，因此應定期檢查這些指標。

(4) 植入型心律除顫器 (ICD)：植入 ICD 的患者可能具有結構正常的心臟或受到器質性心臟病的影響，雖然器質性心臟病的左心室幫浦功能沒有受到顯著損害。許多患者，尤

其是年輕患者，不應僅僅因為植入 ICD 而排除正向的生活方式，甚至不能從運動中被排除。此外，即使患有器質性心臟病的患者也可以從體育鍛鍊中受益。

植入 ICD 的患者，除了適用植入心臟節律器患者的建議外，還應考慮以下因素：

已經患有室性心搏過速或心室顫動的患者在最後一次 ICD 手術後至少 6 個月內不應進行重體力活動。

應該記住，竇性心搏過速可能會導致不適當的電擊，因為 ICD 可能會將竇性心搏過速解釋為室性心搏過速（如果偵測到訊號異常）。為了消除這種風險，ICD 應該是一個雙腔模型（在兩種情況之間更好地區分）。辨識異常訊號應該是有效的，如果可能的話，應高於患者的最大心率，並應考慮使用乙型阻斷劑。此外，應讓患者理解到該問題，以便他們在運動負荷期間檢查自己的心率。鑒於個體患者之間的差異很大，應根據實際情況進行評估〔透過運動試驗和（或）動態心電圖監測〕。

儘管 ICD 提供了保護，但應避免引發惡性心律不整的活動。

（申東曉　曹鈺琨）

4.5 糖尿病合併心血管病患的雙重療法

　　糖尿病是一種遺傳因素和環境因素長期共同作用所導致的慢性代謝性疾病，以血漿葡萄糖標準增高為主要特點，因體內胰島素分泌不足和（或）作用障礙引起的糖、脂肪、蛋白質代謝異常的一種疾病。糖尿病患者心血管疾病的發生率大幅升高，而心血管併發症又是糖尿病致殘、致死的主要原因。糖尿病的發生和發展與諸多因素有關，機制十分複雜。醫學研究的大量證據顯示，不健康的生活方式，如多吃少動，在糖尿病及其心血管併發症中占重要地位。因此，適當的運動鍛鍊，是預防和治療糖尿病及其心血管併發症的主要方式之一。然而，運動治療如所有其他治療方式一樣，存在相應的適應症、禁忌症及量效關係。合理的運動治療可以保證糖尿病患者的安全性，降低糖尿病心血管併發症的發生及進展，提高對糖尿病治療的有效性；而不合理的運動治療可能替糖尿病患者帶來安全及療效的不確定性。因此，了解糖尿病合併心血管疾病的運動特徵，具有重要意義。

4.5.1 糖尿病與運動的關係

長期以來，第 2 型糖尿病被認為是一種由於缺乏運動引起的疾病。研究顯示，超過 80% 的第 2 型糖尿病與肥胖及不運動有關，而透過運動介入可以有效降低糖尿病發生率。因此缺乏運動本身就是糖尿病的發病因素之一。

無論是強度較小的步行還是劇烈運動都能夠降低糖尿病發病的危險，並且運動強度越大，發生糖尿病的相對危險性就越低。每週一次的快走或騎車運動就可以顯著改善空腹血糖數值、從而降低糖尿病的發生率。研究顯示，如果每天都進行規律的體育活動，糖尿病發病的相對危險效能夠下降 15%～60%。運動對糖尿病的進展也具有重要的預防作用。某研究結果顯示，未進行飲食和運動介入的對照組中，67.7% 的葡萄糖耐量降低患者進展為糖尿病；而在飲食介入組該數值為 43.8%，在運動介入組該數值降低至 41.1%。堅持每天 30 分鐘以上的運動，無論是輕度運動、還是劇烈運動，均能降低葡萄糖耐量降低進展為糖尿病的風險。對空腹血糖異常者，運動也能明顯降低其進展為糖尿病的風險。

糖尿病心血管併發症是影響患者生活品質和預後的重要原因。糖尿病血管併發症包括周邊血管病變、心腦血管病變等，運動同樣具有良好的預防和治療效果。有氧運動聯合抗阻訓練可以改善糖尿病患者周邊血管阻力。運動能明顯降低

糖尿病患者心血管事件的發生風險。即使是每週僅2h的步行，也能使糖尿病患者的死亡率下降39％，心血管事件誘發的死亡率下降34％。實驗研究也證實了聯合有氧運動和抗阻訓練，能明顯改善糖尿病患者的血管舒縮功能。

雖然運動在糖尿病及其血管併發症的防治中具有重要地位，但是由於糖尿病患者特殊的病理生理特點，決定了糖尿病患者在運動時需要專業人員指導和監督，否則可能會為患者帶來不良反應甚至危害。常見的運動不良反應主要包括關節、皮膚損傷、低血糖、蛋白尿、心肌缺血等。

整體而言，運動治療對糖尿病及其血管併發症的發生和發展具有重要的醫療效益，但不適當的運動治療也會產生不良作用。因此，糖尿病合併心血管疾病患者應當在專業人士指導下，學會制定個別化的運動方案。

4.5.2 糖尿病合併心血管疾病運動治療的實施

(1)運動形式的選擇：大量醫學研究顯示，有氧運動聯合抗阻訓練是糖尿病患者運動方式的較佳選擇。聯合進行抗阻訓練和有氧運動可獲得更大程度的代謝改善以及血糖控制。

糖尿病患者的有氧運動項目以中、低強度的節律性運動為好，可選擇散步、慢跑、騎腳踏車、游泳，以及全身肌

肉都參與活動的中等強度的有氧體操（如健身操、太極拳）等。還可適當選擇娛樂性球類活動，如乒乓球等。

有研究報導，餐後90min進行運動和餐後60min或30min進行運動相比，具有更強的即時降血糖作用。但是不同運動方式對患者的運動前後的血糖及血糖差值未見顯著性差異，提示運動方式並不是糖尿病患者血糖控制的決定因素，不同的運動方式只要能量消耗相等，運動降低血糖的效果就是一樣的。合併心血管疾病的糖尿病患者，可以根據自己的喜好選擇合適的運動項目。

（2）運動強度的制定：運動時運動強度的大小直接關係到糖尿病患者不同的鍛鍊效果。強度較低的運動，能量代謝以消耗脂肪為主；而中等強度的運動，則有明顯的降低血糖和尿糖的作用。為確保鍛鍊安全有效，運動強度必須控制在明確的有效範圍之內。

反映運動強度的生理指標包括：運動時的心率、運動時攝氧量占最大攝氧量的百分比、運動時代謝率為安靜時代謝率的倍數（MET）等。這些指標相互間有著密切的關係，但為了方便，常用心率作為標準，運動時多用計數脈搏的方法來掌握（測10s脈搏×6）。運動強度和心率等指標的對應關係可參考表4.5.1。

4.5 糖尿病合併心血管病患的雙重療法

表 4.5.1　運動強度與最大攝氧量及心率的關係

強度	最大攝氧量	心率／（次／分）				
		20～29歲	30～39歲	40～49歲	50～59歲	60歲以上
較高	80	165	160	150	145	135
	70	150	145	140	135	125
中等	60	135	135	130	125	120
	50	125	120	115	110	110
較低	40	110	110	105	100	100
	30	100	100	95	90	90

對糖尿病患者來說，較高強度的運動存在一定的危險性；較低強度運動對糖尿病合併心血管疾病患者較為適宜。

(3) 運動時間與頻率：每次應有運動前 5～10min 的準備活動及運動後至少 5min 的放鬆活動。運動過程中有效心率的保持時間建議達到 10～30min。由於運動時間和運動強度配合，影響運動量的大小，所以當運動強度較大時，運動持續時間需要相應縮短；強度較小時，運動持續時間需要適當延長。對於糖尿病合併心血管疾病的患者，建議採用運動強度較小、持續時間較長的運動較為合適。此外，運動應當持之以恆。研究發現，如果運動間歇超過 3 天，已經獲得的胰島素敏感性可能降低，運動效果及累積作用就會減少。

運動頻率的選擇上，通常以 1 週 3～7 天為宜，實際視運動量的大小而定。如果每次的運動量較大，可間隔一兩

天，但不要超過 3 天，如果每次運動量較小且患者身體允許，則每天堅持運動 1 次最為理想。

4.5.3　糖尿病合併心血管疾病的運動治療事宜

糖尿病合併不同心血管疾病的情況下，運動不良反應可能增加，注意事項也不盡相同。糖尿病患者應當根據實際情況，有個別化選擇運動方式、確定運動強度，以達到最大獲益。

（1）冠心病：冠心病是因冠狀動脈狹窄、供血不足而引起的心肌機能障礙和（或）器質性病變，是糖尿病常見的併發症。典型臨床表現為：胸口壓榨性疼痛，並可遷延至頸、頜、手臂、後背及胃部，發作時可伴有眩暈、氣促、出汗、寒顫、噁心及昏厥，嚴重患者可因為心衰竭而死亡。冠心病並非運動的絕對禁忌症，應鼓勵高危患者開始時進行短期低強度鍛鍊，逐漸增加強度與持續時間。已確診冠心病的患者最好能在有監督的心臟復健項目下進行運動訓練。對於糖尿病合併冠心病的患者，適當規律的運動比單純藥物治療有更好的療效，有利於增強糖尿病患者胰島素敏感性，降低血糖；同時有利於改善冠狀動脈側支循環，改善心肌供血和心肌功能；並能夠避免長期過度地安靜臥床所造成的靜脈血栓形成、骨骼肌萎縮等。

4.5 糖尿病合併心血管病患的雙重療法

　　國際間研究一致認為，糖尿病合併冠心病患者鍛鍊的趨勢是採取低強度運動，實際強度取決於病情，必須依個別化治療。運動方案的制定必需根據患者的 NYHA 分級、心電圖運動試驗所獲得的最高心率，再取其 60%～65% 作為靶心率。持續時間、頻率因人而異，通常每次 20～45min，最長不超過 1h，每週 3～4 次。運動過程應循序漸進，並根據運動的反應情況，調整運動強度及持續時間。運動形式應選用節奏比較緩慢，能使上、下肢大肌群適當活動的項目，如太極拳、步行、騎車等。不宜進行強度過大，速度過快的劇烈運動，尤其不應參加激烈的競賽運動。

　　糖尿病合併冠心病患者運動時應當注意：運動前 2h 內不飽餐；每次運動開始時應進行準備活動，結束時不應驟然停止；在運動中如出現腹痛、胸痛、呼吸困難加劇、頭暈、噁心、嘔吐、心悸、虛弱、極度乏力或心絞痛發作等情況時應立即停止，必要時就醫；冠心病有不穩定心絞痛者，應先行至心臟內科處理。

　　(2) 高血壓：高血壓是大多數糖尿病患者常見的併發症，也是心腦血管疾病與微血管併發症的主要危險因子。糖尿病合併高血壓的血壓控制目標不同於非糖尿病高血壓患者，非糖尿病族群的血壓控制目標為 ≤ 140/90mmHg，糖尿病族群的血壓控制目標為 ≤ 130/80mmHg。血壓

≥ 180/120mmHg 是未被控制的高血壓，屬於運動禁忌；當血壓控制在 ≤ 160/100mmHg 時，建議在運動醫學或復健醫學專業人員的監督下進行放鬆訓練（如太極拳、瑜伽等）和有氧運動，如步行、游泳。運動強度應為低至中等。一週中進行大於 4 天的運動，以每天都進行運動為最佳，運動時間不少於 30min，或一天中的運動時間累加達到 30min。

（3）下肢動脈硬化阻塞症：下肢動脈硬化阻塞症好發於 60 歲以上老人，也是糖尿病患者容易併發的周邊血管疾病。臨床常表現為間歇性跛行，即在步行一段路程後患側肌肉痙攣、緊張、疼痛及乏力，休息後可迅速緩解，再次步行又復發。較為嚴重的症狀是靜止痛，以夜間疼痛為主。對於糖尿病合併下肢動脈硬化阻塞症的患者，建議進行上肢和軀幹肌的運動鍛鍊，以中等運動強度為主，每天一次。有研究顯示，對糖尿病合併下肢動脈硬化阻塞症患者，進行監督下的平板訓練和下肢抗阻訓練，能增加患者的最大運動時間和距離，提高患者的運動功能。

（朱迪）

4.6　重症患者的運動復健策略

　　世界衛生組織強調醫學並不是單純的「治病的科學」，而應當是「維護健康的科學」，整個「醫療活動」自始至終都要圍繞著「身體的結構和功能」、「活動」、「參與」這三項「功能」的提高來運作，也就是說從疾病或損傷一開始，只要不影響急性期的治療工作，就要考慮功能後果並採取積極的復健措施，才有可能真正確保功能的恢復，即使涉及急性期的重症、疑難、複雜和少見的疾病或損傷。因此重症復健應與疾病治療同時進行，重症患者在進入 ICU 24h 後即開始評估患者能否進行復健治療，生理功能穩定後即開始實施早期復健治療，不需要等到脫離呼吸機或轉出 ICU 才進行復健治療。重症復健與臨床治療同步，才有可能真正確保危重症患者最大程度的功能恢復。

　　而過去的半個世紀中，重症醫療團隊一直把精力主要集中在竭盡全力治療急性器官功能障礙，單純的生理治療完成和轉出 ICU 被認為是最主要的成功標準，但患者卻真實的經歷著各種「ICU 症候群」(post-intensive care syndrome，PICS) 的困擾，如憂鬱和其他精神症狀、認知功能障礙、軀體功能減退等。Wolters 和 Patel 等也先後發表配圖論著及

第 4 章 運動療法在臨床上的實際應用

述評,指出重症患者在搶救成功之後存在的三大問題:包括軀體(physical)、認知(cognitive)和精神(mental)問題;此外,重症系統性乏力(ICU-acquired weakness,ICU-AW)是生存者普遍存在的問題,使之逐漸成為重症醫學關注的焦點。

ICU 患者常伴有多器官功能障礙,大多處於臥床制動狀態,在完全臥床情況下肌力每週降低 10%～15%,臥床 3～5 週肌力降低 50%,肌肉出現失用性萎縮。ICU 患者早期軀體活動、鍛鍊和復健的適應性、安全性、治療方案和實施最近才成為 ICU 跨學科團隊共同關注焦點。ICU 應為重症復健的第一場所,近年來復健治療早期深入臨床科室,或大型綜合醫院設立重症復健小組為患者進行床邊復健治療已不鮮見。重症醫學科也逐漸配備了各種復健治療的設備設施,重症復健治療理念亦逐漸為重症醫學科醫生所接受。重症患者的復健治療應組織多學科團隊(MDT)參與制定復健計畫,並由重症專科醫師、臨床專科醫師、呼吸治療師、物理治療師和重症護理師等合作執行,研究指出,重症患者進行早期、合理、有效的復健鍛鍊,可以明顯縮短病程、預防肢體障礙、改善患者預後。入 ICU 48～72h 採用積極的運動和物理復健治療不會增加患者的死亡率,反而使遠期生存品質明顯提高。縮短了患者住院時間,提高了全身功能水準,減少了併發症的發生,同時感染風險也降到最低,使歷經重症

4.6 重症患者的運動復健策略

磨難的重症康復患者早日重返家庭及工作,回歸醫學的本質要義。

1980年代,較多學者臨床研究證明,心臟復健治療能降低心肌梗塞後患者全因死亡率的8%～37%和心血管疾病死亡率的7%～38%。1990年Anonymous針對心衰竭患者提出了運動療法。此後,臨床發現限制運動的害處要比益處大,認為運動可以作為慢性心衰竭常規治療的一部分,尤其是症狀發生早期。隨著心血管復健醫學的發展,臨床開始重視心衰竭的運動復健治療,並指出運動是心臟衰竭復健治療的核心。

公認的復健訓練中,其提高心臟功能及個體運動耐量的機制有以下影響因素:①復健治療可改善肺部氣體交換;②有氧運動可增加組織細胞對氧的有效利用,從而改善運動耐量;③長期的復健訓練可改善心血管血液動力學狀態,提高肌纖維功能和細胞酶活性,改善心肌功能。此外,復健訓練可增強患者信心,從而對患者心理康復發揮正向的作用。

早期認為心臟復健和肺功能復健是獨立的,隨著醫學對心肺功能的進一步理解,發現心肺功能密切相關,故而開始把心肺作為一個整體來進行復健治療,而進行心肺局部性功能的復健往往還達不到很好的效果,研究擴展到「肺—心—運動肌群」為一個整體來進行全域性復健,以提高患者的整體功能。

第 4 章　運動療法在臨床上的實際應用

心肺復健是以功能恢復為基礎，心肺復健在訓練之前要進行心肺功能的評估，包括患者的主觀感受和專業設備的評估，從而獲得訓練的標準，保證訓練的有效性及安全性。除評估心臟功能、判斷病情外，亦要排除復健治療的禁忌症及可能加重心臟負荷的疾病。

Morris 開始把復健量表廣泛應用於各個 ICU，是多學科漸進方法的基本模板。此量表確定了六個級別，透過醫學狀況的評估定義每個級別，心肺系統和神經系統狀況、合作標準、功能狀態（肌肉力量，活動標準），體位形式（移動）和復健治療。準確評估合作標準和心肺儲備能力以及篩查其他可能妨礙早期活動的因素非常重要。評估內容包括基礎評估，合作標準，關節活動性，四肢肌肉力量，呼吸肌力量，功能狀態（適用於長期入住 ICU 的患者）等。

數名專家學者提出重症復健基本原則：①多學科合作，進行心肺功能評估。綜合評估患者，全面進行病例分析、檢查、檢驗等制定預期目標和治療計畫。②保證管路正常運轉，注意輸液管路、導管的放置、呼吸機管路管理、關注心率、血壓、血氧濃度及患者反應。③治療方案要循序漸進。④保護自己及患者，防止傳染。⑤關節活動訓練與肌力訓練。⑥呼吸復健與心臟復健並重。此原則亦同樣適用於心血管重症患者，但由於心臟疾病重症復健過程複雜，復健過程

4.6 重症患者的運動復健策略

中可能出現多種併發症與意外情況，因此，復健治療時，復健醫師應與重症醫學科醫師緊密合作，針對患者實際情況制定個別化運動處方。運動處方的內容主要包括運動種類、運動強度、運動時間和頻率等。運動種類主要採用有氧運動（連續有氧運動或間歇有氧運動）與抗阻力運動結合的方式進行。

心臟重症復健過程中需明確禁忌症。根據 2011 年歐洲心衰竭協會和心血管預防與復健學會共同制定的《心衰竭運動訓練共識》中確定的心衰竭患者運動試驗和運動訓練禁忌症的標準，選擇適合進行復健運動的患者。該共識將以下 10 種情況列為運動試驗的禁忌症：①急性冠狀動脈症候群早期（2 天內）；②致命性心律不整；③急性心衰竭（血液動力不穩定）；④未控制的高血壓；⑤高度房室傳導阻滯；⑥急性心肌炎和心包炎；⑦有症狀的主動脈狹窄；⑧嚴重的梗塞性肥厚型心肌症；⑨急性全身性疾病；⑩心內血栓。以下 6 種情況列為運動訓練禁忌症：①近 3 ～ 5 天靜息狀態進行性呼吸困難加重或運動耐力減退；②低功率運動負荷出現嚴重的心肌缺血（< 2 代謝當量，或 < 50W）；③未控制的糖尿病；④近期栓塞；⑤血栓性靜脈炎；⑥新發作心房顫動或心房撲動。

理念先於行動，重症復健迫在眉睫。心血管重症復健不

是復健的禁區,而是醫學理念的新觀念,建立多學科、跨學科的醫學概念和醫學模式,減少患者肢體障礙及 ICU 後巨額經濟支持勢在必行。

(馬宇潔)

4.7 住院期間也能動？臨床實例分享

心血管疾病在嚴重失代償期住院治療是必然的，由於心臟功能惡化、心肌缺血、心律不整、血管破裂、血栓形成與栓塞等因素，人體器官需要休息、藥物調整、侵入性疏通、手術治療來緩解心臟血管壓力狀態。由於心臟是人體器官實現運動的直接相關器官，住院期間如何做好科學運動非常重要。

住院期間心血管疾病受試者的早期運動的主要目的有：改善組織代謝、促進腸胃功能恢復、改善微循環、預防壓瘡、預防 DVT、改善呼吸功能、預防墜積性肺炎、預防中風、改善睡眠、精神放鬆。核心病理生理機制是：在心功能相對低下的情況下，組織血液灌注不足，局部性循環血流相對慢，組織容易產生缺氧、增加無氧代謝、血流緩慢代謝產物也不容易排空，很容易造成組織壞死、血栓形成、發炎、感染及神經功能障礙。

適當的早期運動可改善組織代謝、改善心臟功能、大幅減少併發症。但是，不當或者過量的運動又會超過心臟血管的承受能力，造成負面作用。因此，需要因人而異，明確其

主要病情的特點及變化規律，遵照原則，科學地做好早期運動。基本原則如下：

4.7.1 嚴格按照醫囑護理級別，避免醫療糾紛

護理人員、看護、家屬一定與主治醫師認真交流評估、分析醫囑要求，給予運動治療建議或者諮詢其他相關專家，除達到科學運動的目的以外，更重要的是避免住院期間的醫療糾紛。

4.7.2 心功能分級是活動量的基礎

由於心臟功能受損程度不同、所處的恢復期不同，所以，選取運動方式、運動強度一定以心功能的即時狀態為根據。除此之外，也注意受試者的身體基礎狀態、血管有無穿刺點或者固有病變的出血風險、有無惡性心律不整的風險等。

4.7.3 分清急性、不穩定病變還是慢性、穩定病變

同樣血管的狹窄程度，急性不穩定病變的患者選擇運動要輕柔穩妥，而慢性穩定病變患者則可以逐步加量，以達到更好的效果。

4.7 住院期間也能動？臨床實例分享

4.7.4　必須注意體力、營養狀況

對於體力沒有恢復或者營養狀況差的受試者可以首先採用被動活動，或者床上臥位活動。比如翻身、按摩、勾腳、抬頭、腿部肌肉用力、弓腰。逐步適應加量。

4.7.5　漸進加量運動模式

對於病情較重的、年齡大的族群要逐步增加運動量，避免誘發心血管急症。對於服用血管擴張藥物的受試者一定不能突然變換體位以防暈倒。

4.7.6　咳嗽、翻身、叩背是重症患者重要的活動

咳嗽、翻身、叩背是重症護理的內容，但是，對於重症患者，就是很好的運動，作用非同小可。所以，一定按時定量執行，不能因為患者「很平靜」或者由於「不捨」而怕打擾患者而拒絕執行，在某種意義上，它的治療效益大於藥物。

4.7.7　重症臥床的活動的方法與技巧

先從被動活動做起，早期可以選用懸吊移位、撫摸、震動、吹氣球，甚至晃動、間斷搖床都會有用。另外，可以抬

頭、握拳、勾腳、翻身、抬腿、牽引帶輔助起坐。然後逐步發展到坐床邊、站床邊、扶床、扶牆活動。

4.7.8 注意腦供血情況及中風後遺症

心血管疾病常常併發腦血管疾病，所以既要注意已經發生腦血管問題的後遺症，又要當心新發生的腦血管疾病變，避免發生摔傷。

4.7.9 什麼是床邊活動、室內活動、病房區活動及輕負荷運動

床邊活動就是站在床邊，基本不脫離監護和輸液管路，並且可以吸氧、隨時可以平臥，可以促進腸道蠕動和排尿；室內活動指限量活動，運動可能造成不適，隨時需要休息，適於體力弱、自主能力差、心功能剛開始恢復階段；病房區活動及輕負荷運動說明病情已經相對穩定，有一定的自主性、可以有一定走路速度，要求一定的量，專業的病房區會有標記顯示步行的距離、也可以攜帶中心監護設備活動。

4.7.10 運動時打點滴、引流和監控管線如何處理

如果允許運動，多數監控管路是可以臨時斷開的，但是，需要通知醫生護理師，必要時更換為可移動設備。輸液設備有專門的移動支架，但一定注意管路不能凹折，更要注意由於體位改變引起的輸液速度變化。引流管一定要可靠固定，避免牽拉引起疼痛，最好不要讓人提著隨行，有與胸腔相通的管路應該臨時夾閉。運動結束時，一定重新核對管路及輸液速度。

4.7.11 護理師、護佐、陪護家屬的訓練

在這方面最關鍵的是學習好方法、與醫師多交流、貼身護理，避免拉扯的方向錯誤引起不適。另外，要注意協助運動的人員，如有呼吸道感染要迴避，同時注意，避免病友之間交叉感染，一般情況不建議跨病房、近距離聊天。

4.7.12 活動時段的選擇

首先，最好錯開治療密集的時間點。其次，選擇精神狀態最好的時間，比如早上、午休後、睡前。最後，注意避開餐後即刻運動。

4.7.13 疼痛、室溫、體溫對心功能的影響

疼痛是組織損傷或潛在組織損傷所引起的不愉快感覺和情感體驗，傷害性刺激時發生在大腦皮層的厭惡和不愉快感覺往往與其他感覺（如脹痛、絞痛等）混雜在一起，組成一種複合感覺，不是獨立、單一感覺。疼痛與生理、病理情緒、心理等因素的關係已經非常明確，適當止痛有利於運動、改善呼吸狀態。在室溫、體溫合適的情況下，運動更舒適、效果更理想。

4.7.14 支架、繞道、過濾器術後活動的區別

支架和繞道手術後因為有傷口，體力、心功能的差異有所不同，不能一概而論。比如單純的心絞痛或下肢痛、心功能正常、侵入性治療術後，建議及早下床活動以促進血流，減少支架內血栓形成，而繞道手術患者一定要注意全身狀態恢復。下肢深靜脈血栓的患者，一定要適當制動，預防肺栓塞及猝死，但是，如果靜脈過濾器植入術後，一定要積極促進下肢活動。雖然不能下床活動，但是，活動促進血液循環是減少血栓進一步發展的最佳方式。

（陳霞　張紅超　衛小娟）

4.7 住院期間也能動？臨床實例分享

推薦大毛巾輔助翻身叩背法 —— 毛巾選擇：寬 60 ～ 80cm，長 100 ～ 120cm，浴巾厚度。優點：護理師省力，患者痛苦少，減少皮膚機械傷，切口更安全，減少管路扭折。適用族群：高齡，衰弱，意識不清，胸部切口，氣管插管或切開。可在醫院護理、長照中心、家庭應用。實際操作見圖 4.7.1 和圖 4.7.2。

示範者：某醫學中心心臟手術專業護理組（正在為一名冠狀動脈繞道手術患者進行肺部護理）。

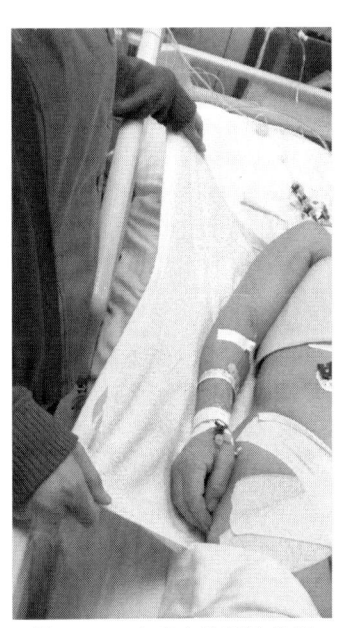

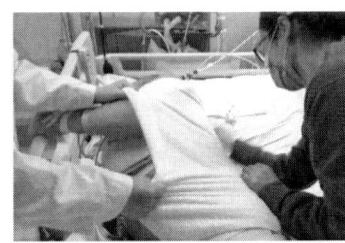

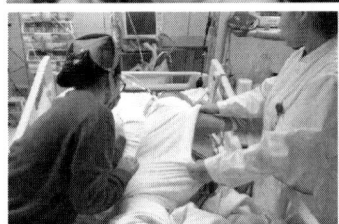

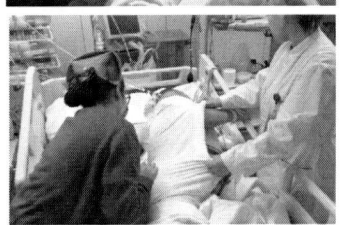

圖 4.7.1　大毛巾放置的位置　　圖 4.7.2　大毛巾翻身方法（A ～ C）

4.8　高齡族群的運動要點與禁忌

據美國《醫學快報》報導，德國萊比錫大學和薩爾蘭大學的研究學者發現，與力量鍛鍊相比，耐力訓練能更好地抵抗衰老。研究人員選取了266名身體健康的年輕人，他們平時都不怎麼參加體育活動。受試者被隨機分入耐力訓練（連續跑步）、高強度間歇式訓練（熱身後將快跑與慢跑交替進行4次，最後透過慢跑冷卻肢體）和力量訓練（在器械上做循環運動，動作包括體後屈、捲腹、坐姿下拉、坐姿划船、坐姿小腿屈伸、前腿肌伸展、推胸和仰臥抬腿等）三組，以及一個不運動的對照組。前三組每週鍛鍊3次，每次45min，總共有124人堅持下來。在研究之初和最後一輪運動後，研究人員分別分析了受試者血液樣本中白血球的端粒長度和端粒酶活性。結果顯示，與對照組相比，前三組受試者端粒酶活性和端粒長度都增加了，這對防止細胞衰老、提高細胞再生能力以及健康衰老都很重要。不過，與力量訓練組相比，其他兩組的端粒酶活性高了2～3倍，端粒長度也明顯增加。研究人員表示，耐力訓練是促進健康衰老的重要機制，其中一種可能性是由於這種類型的運動影響血管中的一氧化氮標準，促使細胞發生正向的變化。

4.8 高齡族群的運動要點與禁忌

隨著人民物質生活水準的提高,以及公共建設的發展,大家對健康的重視程度急遽增長,老年人由於更容易受外界媒體和各種資訊管道的影響,生活中許多老年人把運動和保健藥物當作健康的兩大法寶,但是在運動方面缺乏科學性的指導。目前大部分的運動,均以提高活動能力及預防功能下降為主要目的,不具有個別化和特異性。

老年人個體差異很大,國外學者在 1987 年將老年人劃分以下幾種類型:①運動員型老年人:55 歲以上,健康狀況良好。②青年型老年人:55 歲以上,健康狀況中等。③老齡型老年人:75 歲以上,健康狀況低下。

運動員型老年人能完成大部分成年人和青年人的運動鍛鍊項目,幾乎不用作調整;相比之下,青年型老年人有著較低水準的健康狀況,其運動鍛鍊受到一定的限制,類似於心臟復健鍛鍊計畫所制定的內容,這一計畫強調大肌肉群進行低強度的動力性運動。在他們力所能及的範圍內,鼓勵他們盡量採用步行、騎車及游泳等運動鍛鍊方式;老齡型老年人的心臟功能健康水準非常差,大多數活動以坐或有支撐的站姿才能完成。對於這類老年人,目的是讓他們盡可能地維持他們的健康程度,以使他們能自己照顧自己的日常生活。因骨質疏鬆易導致的骨骼損傷,強調採取步行、騎車、游泳等容易控制運動量的活動是很有必要的。

第4章　運動療法在臨床上的實際應用

2018年的一份研究報告顯示，定期運動除預防疾病外，還能促進大腦健康（減少失智症的發生，改善睡眠），尤其是對於老年人來說，透過運動治療可以改善身體機能進而降低跌倒和跌倒相關傷害的風險，有助於他們保持自主生活的能力，透過運動治療，冠狀動脈的血流量明顯增加，從而保證大腦、心臟等重要器官的血氧供應，使人精力充沛。

因為肌肉品質和骨密度的下降，高齡老人運動應該以低強度和簡單為主，應全方位提高老年人的身體功能，包括心肺耐力、肌肉力量、關節活動度和靈敏性等，選擇運動時應充分考慮老人的疾病史、服藥情況、年齡、運動史和運動偏好等，對於高齡老人沒有絕對適合的運動。

春、秋季的氣溫、氣壓、風速等氣象變化很大，容易引起舊病復發，或者出現新的疾病，對患有慢性病的老人來說，需特別注意保暖。另外要選擇空氣品質好，溫度適宜的天氣，進行慢跑、打太極等有氧運動，以全身發熱、微微出汗即可。

高齡老人運動治療的總原則：適量、適當和補充維生素D。適當的運動可以增強肌肉含量，對他們的生活自理能力有幫助，且能增強心肺功能，運動適量可以減少老年人跌倒風險。除此之外，衣服要穿的寬鬆舒適、鞋子要防滑，早上剛起床不要立即站起來，動作應緩慢（3個1min：醒來後躺

4.8 高齡族群的運動要點與禁忌

1min，床上坐 1min，床邊坐 1min），避免姿勢性低血壓。

老年人運動最常見的問題是：多數合併有心肺腦血管疾病史，它們直接影響到老年人的運動能力，尤其對於合併有心血管疾病的老人，運動是一把典型的「雙面刃」。科學的運動治療可以促進心血管疾病復原，同時不當的運動可能誘發疾病發作甚至致死。患有心血管疾病的老年人，不能承受強度太大的運動，以免引發心腦血管的再次損傷，但可以做一些強度低、柔和的、減少負重的運動，要做到有個別化的運動訓練。整體而言有以下原則：①首選靜態運動，比如伸展、慢步、太極等。②注意環境變化，寒冷、大風、流感期間、酷熱期都應該注意，可以選擇特殊的運動治療環境，如高濃度氧艙。③注意藥物的合理應用，不僅及時用藥，也要選擇藥物起效穩定的階段活動更為安全有效。④現在的觀點，即使嚴重的心血管疾病也要倡導早期運動，甚至從懸吊式移位機開始。⑤老年人有氧運動的標準不同於年輕患者、更不同於普通健康族群，多數需要外源性氧氣供應支持。

（陳霞 張紅超）

4.9 處理下肢血管問題的運動應對方案

4.9.1 下肢動脈血管缺血性疾病

（1）什麼是下肢動脈硬化症：人類的血管系統負責輸送全身的血液，從腳趾到大腦循環系統無處不在，維持組織供氧和代謝活力。由於長期吸菸、高脂血症、高血糖、高血壓、高齡化等因素作用下，血管逐漸形成斑塊而管腔變窄時，血液流速減慢，若未能及時正確的控制與治療，便形成疾病。下肢動脈硬化症，一般是指由於動脈粥狀硬化致下肢動脈供血受阻，從而產生的肢體缺血症狀與醫學徵象。

（2）怎麼辨識，有什麼症狀：全球越來越多的人正受到周邊血管病（PAD）的影響，通常根據被阻塞血管部位不同，會有不同的症狀。比如頸動脈阻塞時會出現中風或微中風，下肢血管變細或堵塞時因為病人步行，腿部肌肉收縮，因供血不足，會產生疼痛。不幸的是幾乎75%的人沒有發現血管病變，因為他們沒有明顯的症狀。肢體產生症狀的本質是由於供血調節功能減退，動脈管腔斑塊增厚及狹窄的進展程度與速度，出血或血栓形成和側支循環建立的不

4.9 處理下肢血管問題的運動應對方案

足,代償血管擴張不良,一氧化氮產生減少,對血管擴張劑反應減弱和循環中血栓素、血管收縮素Ⅱ、內皮素等血管收縮因子增多以及一些血液動力學異常,導致供血調節失常和微血栓形成。在運動時耗氧量增加而上述調節功能減退,以致出現氧氣的供需平衡失調,從而誘發缺血症狀,缺血時的低氧代謝增加了乳酸的堆積,引發局部性疼痛、緊束、麻木或無力,停止運動後即緩解。所以早期症狀不明顯,在管腔狹窄,人體器官失代償的情況下才會出現不同程度的疼痛。隨著病情的變化,下肢長期缺血缺氧,會伴隨出現患肢溫度減低,營養不良,皮膚變薄、亮、蒼白,毛髮稀疏,趾甲增厚,嚴重時可出現靜止痛,出現水腫、壞疽與潰瘍症狀。

(3)哪些族群需要注意下肢血管疾病的發生:根據目前調查研究結果顯示,80%～85%血管硬化的危險因子,吸菸仍然排在第一位,其次是糖尿病,其餘為包括沒有控制的高血壓、高膽固醇血症、周邊血管疾病的家族史、高齡等。另外高脂、油炸等飲食方式,也可以增加患周邊血管疾病的風險。周邊動脈疾病是全身性疾病的一部分,因此在臨床病史包括心血管危險因子,如吸菸、糖尿病、高血壓、高脂血症等高危險因子的患者,結合評估個人史和家族史,應重點注意下肢血管情況。

(4)醫院確診治療:初步診斷透過感受頸部或腿部的脈搏搏動及患者基礎疾病情況,階段性血壓測量,運動時患者

出現的症狀及肢體供血狀態等來評估患者患周邊血管疾病的可能性。目前臨床診斷透過非侵入性的可視性超音波檢查，來觀察血液流動的情況。下肢血管 CT 檢查可以準確評估下肢血管情況。下肢血管攝影仍是最高標準。

（5）後期生活運動復健指導：我們常把動脈血管比喻為金屬水管，在長期一些外在不利因素的作用下，便容易形成鐵鏽、水垢等，不同的是血管的硬化我們不能定期去清理，一旦硬化斑塊等形成，便不可逆，此過程的發展有快有慢，而我們所有介入目的僅限於延緩其進展的速度。積極合理地控制危險因子是延緩疾病進展的重要保障。如戒菸，控制血壓、血糖、血脂，調整飲食等，注意下肢清潔、保溼、保暖、防止外傷等。

2011 年歐洲心臟病學會在〈周邊動脈疾病診療指南〉中提出下肢動脈硬化的治療原則，控制原發疾病的基礎上重點強調戒菸，改變生活方式和日常鍛鍊。2017 年的〈周邊動脈疾病診療指南〉推薦周邊動脈疾病患者應戒菸（證據等級：Ⅰ，B），二手菸也應該予以評估和預防。資料顯示，運動鍛鍊能有效增加側支循環，減輕缺血程度，減輕患者症狀，改善運動耐量，運動盡可能與多種危險因子介入結合，成為下肢動脈硬化阻塞症高危險族群和患者綜合治療的重要部分，建議以症狀限制性的有氧運動為主，方式主要有步行、

4.9 處理下肢血管問題的運動應對方案

慢跑、騎腳踏車、游泳等。2017年的文獻指出，有氧運動——合適的步行鍛鍊，在周邊動脈疾病患者中的療效已經得到廣泛認可，不僅可增加無痛步行距離，還能減少心腦血管疾病相關死亡。文獻推薦所有周邊動脈疾病患者應接受健康飲食和體育鍛鍊（證據等級：Ⅰ，C）。周邊動脈疾病患者每週步行鍛鍊≥2次能提高間歇性跛行患者的步行距離，間歇性跛行患者應進行有計畫的步行鍛鍊。雖然每次運動時間和每週運動頻率並不是獨立的預測因素，但周邊動脈疾病患者應至少每次運動30min，每週運動3次，該運動強度顯著好於其他輕微運動的效果。最實用的運動治療方法是，運動出現症狀後休息5～10min，然後繼續步行，出現症狀再次休息5～10min，循環重複5～10次，長期堅持可以達到與藥物及侵入性治療同樣的效果。需要強調兩點：①由於下肢沒有持續做功的基本需求，可以利用缺血性代謝產物刺激組織血管再生和增加組織耐缺氧能力，它是安全的過程。②對於下肢動脈疾病，運動是非常理想的治療方法，但是，一定要保護好皮膚，避免外傷。

4.9.2 下肢靜脈血栓症的運動及管理

（1）什麼是下肢靜脈血栓形成：人體內的血管就像龐大的交通網路，下肢靜脈伴隨動脈而行，都是單行線，靜脈瓣

第4章 運動療法在臨床上的實際應用

控制著血流只能由下向上到心臟，血管壁的完整及血液成分的正常保持著血流的通暢，秩序井然。如果其中任何一個環節出現問題，如管壁完整性破壞，血液成分比例失調，血流速度減慢，靜脈瓣開關不良等，長期淤滯於血管中的血液便會形成靜脈血栓，簡單說就是血液在深靜脈內不正常凝結引起的病症。

（2）主要有哪些表現：下肢靜脈血栓的形成往往表現較為隱匿，並且患者發病年齡層較廣，如果血栓位置較低，或較小的情況下較難發現，臨床也無明確的醫學徵象，多數是就診於其他疾病的過程中檢查或檢驗篩選出來。血栓在靜脈中形成後會影響下肢的血液回流入心臟，如果血栓較大，管腔阻塞嚴重的情況下，局部性壓力會增大，部分患者會表現為患肢腫脹、疼痛，活動後加重，抬高患肢可好轉，局部性會出現發紅、發熱。相關的醫學徵象有血栓遠端肢體或全肢體腫脹，皮膚正常或輕度淤血，重症可呈青紫色，血栓發生在小腿肌肉靜脈叢時，可出現血栓部位壓痛，偶有腓腸肌局部性疼痛及壓痛、發熱、腫脹等，通常我們稱之為周邊型靜脈血栓。如果在髂、股深靜脈血栓形成後，腿部明顯水腫使組織內壓超過微血管灌注壓而導致局部性皮膚發白，稱之為中央型靜脈血栓。當發病後期血栓生成後，可出現靜脈功能不全、淺靜脈曲張、色素沉著、潰瘍、腫脹等，稱為血栓栓塞後症候群。

4.9 處理下肢血管問題的運動應對方案

(3)哪些族群需要重點關注:隨著目前生活方式及工作方式的變化,靜脈血栓不易被察覺,多於懷孕、肥胖、外傷、手術、臥床過久、長時間靜坐造成的血流瘀滯,惡性腫瘤、骨髓增生性疾病引起的凝血功能亢進,口服避孕藥,溶血危象都會導致靜脈血栓。

(4)正確理解下肢靜脈血栓:由於下肢靜脈血栓不容易被發現,目前多數患者對其理解不足,造成合併肺栓塞的發生率高,專家學者們透過分析2007～2016年90家醫院的病歷資料後發現,十年來肺栓塞住院率(伴隨或不伴隨深靜脈血栓形成)從1.2/10萬人增加到7.1/10萬人,增加6倍。死亡率從8.5%降低到3.9%。在歐洲,每年因靜脈血栓栓塞症(VTE)死亡的人數,超過了愛滋病、乳腺癌、前列腺癌、交通事故死亡人數之總和。靜脈血栓栓塞症是一種嚴重的威脅生命的疾病,包括深靜脈血栓形成和肺栓塞。正確地、及早地辨識靜脈血栓至關重要。

(5)積極正確地診斷治療:重視生活中不明原因的下肢腫脹和疼痛,對於懷孕、肥胖、外傷、手術等高危險患者應及早預防,可進行早期腳踝運動進行預防,嚴密觀察下肢的血栓情況。目前診斷主要依賴於臨床症狀、醫學徵象、血液檢驗及下肢靜脈超音波。

(6)日常活動指導:靜脈血栓不易被發現,臨床表現多

樣，多數患者會無意中發現單側下肢腫脹，在生活中，人們發現腿腫、疼痛，很多人的第一反應就是「揉」，總覺得揉一揉或是休息一下就好了，而不積極去就醫，由於不正當的運動及疾病本身的進展，有部分併發肺栓塞等嚴重的併發症。因為新形成的血栓鬆軟，與血管壁的結合不牢固，不正確的擠壓或揉搓很容易使其與血管壁分離，脫落。一旦脫落，血栓就會隨著血流漂移到全身各處，堵塞血管，我們常見的堵塞部位是肺部血管，也就是肺栓塞，嚴重者甚至危及生命。因此正確地理解、及時地診治、合理地運動、促進血液循環是治療的關鍵。

（7）下肢靜脈血栓的合理運動：血液順暢流動是避免血栓形成的最基本條件，血栓形成時限制活動是為了預防肺栓塞，主要針對血栓範圍較高的患者，此類患者也不是絕對臥床，建議平臥位運動或自黏繃帶固定運動，根據目前小規模的臨床實驗發現腳踝運動可改善患者下肢血流，即患者可平臥位，雙膝自然伸展，用全力勾雙腳，腳尖朝向自己最大限度持續 10s，然後腳尖緩緩下壓，用力雙腿至最大限度保持 10s（根據患者自身情況調整），然後放鬆，每組重複 8～10 次，每次練習 3～5min，練習時間及次數可根據患者的實際情況，通常以不引起患者疼痛或其他不適為宜。此動作有助於增加下肢的血液流動，帶動全身的血液循環，預防血栓。另外此運動也主要用於術後長期臥床，長期久坐及久站

4.9 處理下肢血管問題的運動應對方案

的情況。四肢癱瘓不能運動的患者，建議主動與被動結合，依靠輔具。四肢癱瘓的患肢感覺喪失會導致不能及時發現外傷、感染、壓瘡，比正常肢體更容易發生血栓。所以，一定需要主動與被動結合，必要時依靠輔具促進肢體活動，減少動靜脈血栓形成。

對於血栓範圍低，如在小腿，已經是陳舊血栓或已經安裝過濾器的患者，應該鼓勵適當運動，對合併靜脈回流障礙、下肢腫脹的患者加用彈力襪、自黏繃帶，可採用平臥位蹬踏動作。活動強度以患者自身的感受為主。

需要強調的是：①血栓一旦形成，就像「雪山形成」，血栓快速溶解就可能導致「雪崩」，大塊血栓可能導致致命堵塞；②在血栓治療中經常遇到出血與抗凝血的治療衝突，永久與臨時靜脈過濾器可能是解決這個衝突的方式；③血栓形成又像森林失火，大火撲滅後不能小看「闇火」，風一吹即可復燃，更為可怕。所以血栓治療不能輕視小血栓和殘餘血栓，對於這些情況更應該合理治療、科學運動；④下肢靜脈血栓治療結果不能強求血栓完全消除，由於靜脈更容易建立側支循環，靜脈堵塞通常不至於導致截肢，過度取栓或者支架只是短暫通暢，多數在遠期形成更嚴重的後果，一定更重視運動促進側支循環形成的作用；⑤靜脈血栓患者運動不能長期直立位，也不能長時間運動，有可能加重損傷，急性期與亞急性期推薦平臥或者半臥位下肢運動。

4.9.3　關於周圍血管健康的理解

　　無論是下肢動脈硬化或是下肢靜脈血栓良好的生活方式必不可少。怎麼才能養出好的血管呢？日常生活中的一日三餐要講究，目前快節奏的生活方式及現代人常外食的重口味餐飲，高油、高鹽、高糖等「重口味」飲食，會使血液變得黏稠，不同程度的損傷血管，再加上工作模式所造成久坐、久站，運動量少等，是造成血管硬化或血栓形成的重要原因。因此注意膳食平衡，多吃水果、蔬菜，少油膩；多蒸煮，少油炸；還可多吃一些「血液清道夫」類的食物，比如洋蔥、番薯、燕麥、山楂等，在平衡飲食的基礎上，合理的有氧運動如健步走、慢跑、爬山等有增強心肺功能，促進全身血液循環、降低血液黏稠度的作用，還能促進代謝，有助於血液中的「壞」物質排泄，從而能延緩血管硬化或避免血栓形成。

　　吸菸有害健康，更是血管的剋星，2016 年《心臟》(*Heart*) 雜誌發表的一項英國研究顯示，與不吸菸者或戒菸的同齡者相比，50 歲以下中青年吸菸者發生心肌梗塞的風險增高 8 倍。那麼二手菸呢？一份 2017 年的文獻中首次強調周邊血管疾病患者須戒菸的建議，此外二手菸也應該予以評估和預防。最近在《美國心臟病學會雜誌・心血管影像學子刊》線上發表的一項研究表示二手菸可致受試者出現動脈

粥狀硬化，且嚴重程度與二手菸暴露量呈量效關係。在《美國心臟病學會雜誌》上的一項研究發現吸菸對周邊血管疾病的影響程度最大、時間最長，即使戒菸，相對於不吸菸者，周邊血管風險增高在戒菸後可持續 30 年，冠心病風險在戒菸後則可持續 20 年。所以建議及早戒菸，並保護自己不受二手菸的傷害。

快速發展的社會，造就快節奏的生活方式，熬夜已經司空見慣，熬夜使疾病低齡化，包括心臟病、猝死、糖尿病、高血壓等，由於熬夜容易打亂生理時鐘，使人體器官分泌過多的腎上腺素和正腎上腺素，從而使血流減慢、黏稠度增加，造成心腦血管疾病急症的高發生率。規律的作息是預防的關鍵。

現代社會生活及工作為人們帶來不同程度的壓力，容易被焦慮及憂鬱等不良情緒困擾，研究證實焦慮、憂鬱等不良情緒可透過神經內分泌調節導致內皮細胞的損傷，從而誘發各種血管事件，釋放壓力及調整情緒也可達到疾病預防的作用。眾所周知，笑可以釋放壓力，減輕血管內皮細胞的發炎反應及損傷，使管腔內血流通暢，預防血管相關疾病的發生。

（衛小娟　張紅超　陳霞）

4.10　如何在季節變化時預防血栓發作？

有醫院工作經驗的人都知道，氣候變化的時候心肌梗塞、腦梗塞、肺梗死、下肢深靜脈血栓、下肢動脈血栓、心房血栓的患者都會翻倍增加，甚至出現階段性住院潮。

氣溫不穩定，忽冷忽熱對人體血管功能影響很大。寒冷可以引起血管收縮、血管阻力增加、血液黏度增加、血容量減少等，因此，在這個階段容易引起高血壓、頭暈、腦中風、心絞痛、心肌梗塞、下肢冰涼、疼痛，甚至凍傷、潰爛。

氣溫突然變涼，多數人都會表現活動減少，甚至開始「冬眠」。不活動會引起末梢血液循環減少，溫度降低，繼而血管進一步降低收縮，血流更少，形成惡性循環。末梢血管收縮及受涼還會誘發全身血管收縮，出現頻尿、血壓升高、頭暈等。

血管收縮可以發展為血管痙攣，血管變細必然增加血流阻力，繼而導致血流緩慢，容易形成血栓，另外，低溫本身就是導致血液黏度高的因素之一。可想而知，對於血栓高風險族群，低溫會使發病風險大幅提高。

4.10 如何在季節變化時預防血栓發作？

氣溫變化幅度大對已經有血管病史的患者更是挑戰，每年寒露至霜降這個階段，雖然氣溫還不是最低，但是不斷變換的氣候對有血管基礎病變的患者來說，適應起來非常困難，因為，他們血管的自身調節能力已經嚴重降低，有過侵入性治療的患者更要重視。如心肌梗塞、腦梗塞康復期，支架侵入性治療、冠狀動脈繞道手術或下肢動脈繞道手術後有下肢跛行、糖尿病足、肺栓塞及下肢靜脈曲張。

從病理生理學上看要注意以下幾點：

(1)讓身體器官逐漸適應過程，合理保暖，忌冷水澡、冬泳、突然劇烈運動等。

(2)創造環境做好適應性運動，選擇好時機、做運動準備工作、運動後保暖及補充熱量。為適應冬季做準備。

(3)不須刻意補充飲食，多數人因為活動減少而消化功能降低。但適當熱量攝取刺激代謝也可以促進微循環灌注。

(4)對於有過血管病變事件的患者可以到醫院評估病情，尤其有感覺異常的更不能大意，需要時可以在醫師指導下調整用藥方案，不排斥為高風險族群靜脈用藥預防。

(5)預防感冒，體弱族群可以接種疫苗或者免疫治療。

綜合以上方法，最簡單易行且有效的方法就是運動。對於心智清楚可以自主活動者，最忌諱久坐不動。撲克牌、麻將、棋類不是理想活動方式。

第 4 章　運動療法在臨床上的實際應用

　　達到預防血栓目的要做到：多次適量活動，至少活動到全身發熱、微汗。強調多次活動或者多做長時程戶外活動，避免越待越靜越涼越賴得動，要養成興趣運動習慣。

　　對於活動不能自理的患者，因為其自我代償能力弱，首先要保暖，其次要週期性被動活動。還要注意的是強化失功肢體的保暖與運動。

　　對於有過肢體血栓的患者，一定要堅持下肢規律運動。如勾腳、腿部肌肉用力、抖腿。尤其在久坐、久蹲時更應注意。

（張紅超）

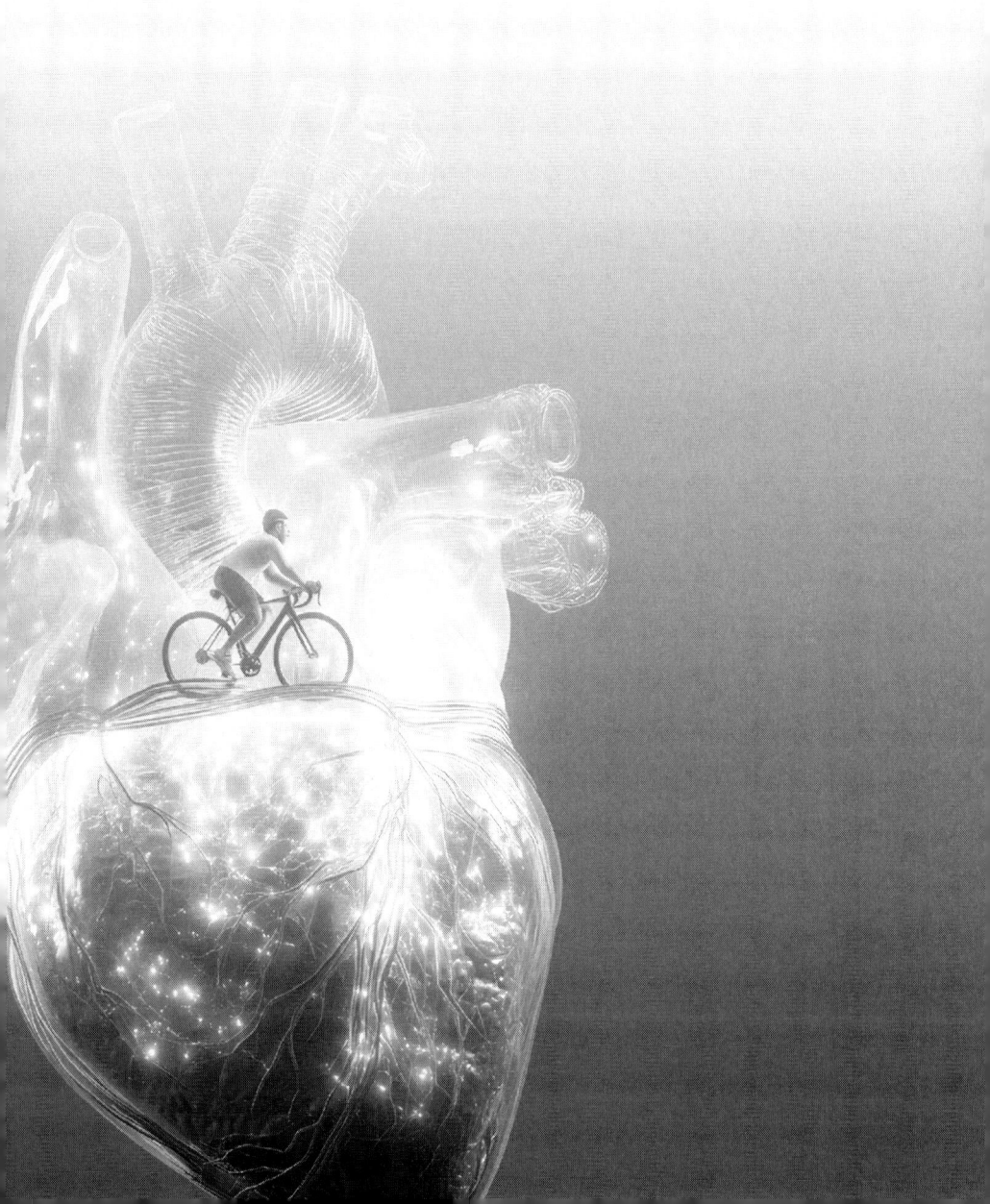

後記

後記

健康社會，從「心」做起

關注「健康」是社會文明高度發展的表現。近年來，政府強化環境保護、建設「青山綠水」，人們的生存環境大幅改善。與此同時，醫療技術水準也大幅提高，在臨床應用方面與世界發展程度不分軒輊。綜上所述，建設健康社會的「硬體」已經達到一定標準，但是，若要進一步提高國民的整體健康程度，應該同時提升「軟」實力。所謂健康「軟」實力，就是全體民眾及其整體對健康的理解重視程度。

心血管疾病的防治措施中，健身運動的對心血管疾病及相關發病因素（如糖尿病、精神心理疾病、肥胖等）非常重要。這些族群的防護需要特殊的方式，運動治療由於其獨特的優勢，深受重視。生命在於運動，運動需要科學。為不同族群提供個別化的運動健身方案或運動指導服務。服務方式從以治病為中心轉變為以人民健康為中心，建立健全健康教育體系，普及健康知識，引導群眾建立正確健康觀。建立並完善健康衛教資訊和資源庫，建構健康知識的傳播。

在此背景下我們從臨床和實際操作出發，根據最新基礎研究進展，結合國際間動態。以心血管疾病的運動療法為背景，以現有心血管疾病族群為服務對象，組織各界相關領域

專業人士進行衛教宣傳。希望透過專業指導與自我管理結合來普及心血管疾病運動治療知識。達到「每個人都是自己健康的主導者」、「讓健康知識行為和技能成為全民普遍具備的素養和能力。」希望以此為開端，為全民的心血管疾病健康行動貢獻微薄之力。

後記

參考文獻

[01] 曹薈哲·游離脂肪酸致胰島素抵抗的相關分子機制研究進展［J］·解放軍醫藥雜誌，2017，29（1）：114-116·

[02] 陳偉偉，高潤霖，劉力生，等·中國心血管疾病報告2017概要［J］·中國循環雜誌，2018，33（1）：1-8·

[03] 陳文佳·Musclin 與胰島素抵抗［J］·生理科學，2012，43（1）：47-49·

[04] 陳長志，楊光，毛穎，等·要重視心臟外科患者手術前後的康復治療［J］·臨床心血管病雜誌，2018，34（6）：536-538·

[05] 段曉輝·骨骼和骨骼肌的內分泌功能參與代謝綜合症發病［J］·國際心血管病雜誌，2011，38（2）：40-43·

[06] 官春梅，艾宏亮，施翔，等·最佳運動耐量訓練對慢性心衰病人臨床療效及預後的影響［J］·中西醫結合心腦血管疾病雜誌，2017，15（16）：2022-2025·

[07] 郭蘭，王磊，劉遂心·心臟運動康復［M］·南京：東南大學出版社，2014·

[08] 國際糖尿病聯盟·國際糖尿病聯盟全球糖尿病概覽［M/OL］·8 版·2017·www.diabet esatlas.org·

參考文獻

[09] 國家衛生和家庭計劃委員會・中國衛生和家庭計劃統計年鑑 2016［M］・北京：中國協和醫科大學出版社，2016・

[10] 加德納，麥金，麥克馬斯・骨骼肌：結構與功能［M］・余志斌，譯・西安：第四軍醫大學出版社，2020・

[11] 姜德穎・心血管疾病防治隨身書［M］・瀋陽：遼寧科學技術出版社，2014・

[12] 劉莉莉，孫子林・中美糖尿病運動指南對比［J］・中國醫學前沿雜誌，2013，5（5）：12-14・

[13] 劉勝，張先松・健身原理與方法［M］・武漢：中國地質大學出版社，2010・

[14] 龍佳佳，莊小強，譚樹生，等・重症康復治療的研究進展［J］・廣西中醫藥大學學報，2018，21（2）：105-108・

[15] 陸愛雲・運動生物力學［M］・北京：人民教育出版社，2010・

[16] 欒曉，宋紅霞・心血管疾病患者生活保健須知［M］・北京：人民軍醫出版社，2014・

[17] 毛玉珞，黃東鋒，管向東，等・外科加護病房中物理治療對於患者的干預效應和結局分析［J］・中國康復醫學雜誌，2010，25（9）：850-851・

[18] 榮湘江，孫緒生，楊霞·體育康復 運動處方 醫務監督 [J]·桂林：廣西師範大學出版社，2000·

[19] 王廣蘭，王亞寧·最佳運動療法 [M]·長沙：湖南文藝出版社，2000·

[20] 王鏡巖·生物化學 [M]·3 版·北京：高等教育出版社，2007·

[21] 王磊，王尊·運動康復療法對心血管疾病的影響 [J]·中國社區醫師，2011（48）：6·

[22] 王茂斌，曲鐳·心臟疾病的康復醫療學 [M]·北京：人民軍醫出版社，2000·

[23] 王於領·運動與康復 [J]·康復學報，2017，27（2）：1-5·

[24] 吳曉軍，秦儉，郭興明，等·心臟儲備功能指標評估慢性心力衰竭嚴重程度的研究 [J]·重慶醫學，2013，42（2）：143-146·

[25] 徐軍，張繼榮，戴慧寒·實用運動療法技術手冊 [M]·北京：人民軍醫出版社，2006·

[26] 翟中和，王喜忠，丁明孝·細胞生物學 [M]·4 版·北京：高等教育出版社，2017·

[27] 張瑞·游離脂肪酸受體的結構、分布和功能 [J]·生命的化學，2005，25（2）：92-94·

[28] 中國康復醫學會，重症康復專業委員會呼吸重症康復學組，中國老年保健醫學研究會，等．中國呼吸重症康復治療技術專家共識［J］．中國老年保健醫學，2018，16（5）：3-11．

[29] 中國營養學會．中國居民營養膳食指南（2016）［M］．北京：人民衛生出版社，2016．

[30] 中華醫學會糖尿病學分會．中國糖尿病運動指南［M］．北京：中華醫學電子音像出版社，2012．

[31] ADES P, PASHKOW F J, NESTOR J R. Cost-effectiveness of cardiac rehabilitation after myocardial infarction[J]. J Cardiopulm Rehab, 1997, 17：222-231.

[32] ARNETT D K, BLUMENTHAL R S, ALBERT M A, et al. 2019 ACC/AHA Guideline on the primary prevention of cardiovascular disease[J]. Circulation, 2019(17)：CIR0000000000000678.

[33] ASSOCIATUON A D. Standards of medical care in diabetes——2011[J]. Diabetes Care, 2011, 30(Suppl 1)：S4.

[34] BEERE P A, GLAGOV S, ZARINS C K. Experimental atherosclerosis at the carotid bifurcation of the cynomolgus monkey. Localization, compensatory enlargement, and the sparing effect of lowered heart rate[J]. Arterioscler

Thromb, 1992, 12: 1245-1253.

[35] BELARDINELLI R, PAOLINI I, CIANCI G, et al. Exercise training intervention after coronary angioplasty: the ETICA Trial[J]. J Am Coll Cardiol, 2001, 37: 1891-1900.

[36] BIFFI A, PELLICCIA A, VERDILE L, et al. Long-term clinical significance of frequent and complex ventricular tachyarrhythmias in trained athletes[J]. J Am Coll Cardiol,2002(40): 446-452.

[37] BOSMA M. Lipid droplet dynamics in skeletal muscle[J]. Experimental Cell Research, 2016, 340: 180-186.

[38] CLAUSEN J P, TRAP-JENSEN J. Heart rate and arterial blood pressure during exercise in patients with angina pectoris: effects of training and of nitroglycerin[J]. Circulation,1976, 53: 436-442.

[39] COEN P M, GOODPASTER B H. Role of intramyocellular lipids in human health[J]. Trends in Endocrinology and Metabolism, 2012, 23(8): 391-398.

[40] CORRA U, PIEPOLI M F, CARRE F, et al. Secondary prevention through cardiac rehabilitation: physical activity counselling and exercise training: key components of

the position paper from the cardiac rehabilitation section of the european association of cardiovascular prevention and rehabilitation[J]. Eur Heart J, 2010, 31(16)：1967-1974.

[41] DALE M. Needham. mobilizing patients in the intensive care unit：improving neuromuscular weakness and physical function[J]. JAMA, 2008, 300：1685-1690.

[42] DELISE P, GUIDUCCI U, ZEPPILLI P, et al. Cardiological guidelines for competitive sports eligibility[J]. Ital Heart J, 2005, 6(8)：661-702.

[43] EKELUND LG, HASKELL WL, JOHNSON JL, et al. Physical fitness as a predictor of cardiovascular mortality in asymptomatic North American men[J]. N Engl J Med,2010, 319(21)：1379-1384.

[44] ELLIOTT D, DAVIDSON J E, HARVEY M A, et al. Exploring the scope of post-intensive care syndrome therapy and care：engagement of non-critical care providers and survivors in a second stakeholders meeting[J]. Crit Care Med, 2014, 42(12)：2518-2526.

[45] FORD E S, AJANI U A, CROFT J B, et al. Explaining the decrease in U.S. deaths from coronary disease, 1980-

2000[J]. N Engl J Med, 2007, 356 : 2388-2398.

[46] FRANCO G, PIETRO D, ALESSANDRO B, et al. Exercise prescription in patients with arrhythmias[J]. Hospital Chronicles, 2009,(4) : 36-40.

[47] GOMES M, FREITAS MJ, FARDILHA M. Physical Activity, Exercise, and Mammalian Testis Function : Emerging Preclinical Protein Biomarker and Integrative Biology Insights[J]. OMICS, 2015, 19(9) : 499-511.

[48] HAJAR R. Coronary heart disease : from mummies to 21st century[J]. Heart Views 2017, 18(2) : 68-74.

[49] HALL S L, LORENC T. Secondary prevention of coronary artery disease[J]. Am Fam Physician, 2010, 81(3) : 289-296.

[50] HEDBACK B, PERK J, HORNBLAD M, et al. Cardiac rehabilitation after coronary artery bypass surgery : 10-year results on mortality, morbidity and readmissions to hospital[J]. J Cardiovasc Risk, 2001, 8 : 153-158.

[51] HEDBACK B, PERK J, WODLIN P. Long-term reduction of cardiac mortality after myocardial infarction : 10-year results of a comprehensive rehabilitation programme[J]. Eur Heart J, 1993, 14 : 831-835.

參考文獻

[52] HUSSAIN M M. A proposed model of the assembly of chylomicrons[J]. Atherosclerosis, 2000, 148(1)：1-15.

[53] JENSEN J. The role of skeletal muscle glycogen breakdown for regulation of insulin sensitivity by exercise[J]. Front physiol, 2011, 2：112.

[54] JOHN P, KRESS M D. Clinical trials of early mobilization of critically ill patients[J]. Crit Care Med, 2009, 37(10)：442-447.

[55] JUNKI Miyamoto. Nutritional Signaling via Free Fatty Acid Receptors[J]. Int J Mol Sci, 2016, 17：450.

[56] KIENS B. Skeletal Muscle Lipid Metabolism in Exercise and Insulin Resistance[J]. Physiol Rev, 2006, 86：205-243.

[57] KORZENIOWSKA-KUBACKA I, BILINSKA M, PIOTROWSKA D, et al. The impact of exercise-only-based rehabilitation on depression and anxiety in patients after myocardial infarction[J]. Eur J Cardiovasc Nurs, 2017, 16：390-396.

[58] LEE J Y. Saturated fatty acid activates but polyunsaturated fatty acid inhibits Toll-like receptor 2 dimerized with Toll-like receptor 6 or 1[J]. J Biol Chem, 2004, 279：16971-16979.

[59] LEON A S, FRANKLIN B A, COSTA F, et al. Cardiac rehabilitation and secondary prevention of coronary heart disease : an American heart association scientific statement from the council on clinical cardiology (subcommittee on exercise, cardiac rehabilitation, and prevention) and the council on nutrition, physical activity, and metabolism (subcommittee on physical activity), in collaboration with the American association of cardiovascular and pulmonary rehabilitation. circulation[J]. 2005, 111(3) : 369-376.

[60] MACHANN J. Intramyocellular lipids and insulin resistance[J]. Diabetes Obes Metab, 2004, 6(4) : 239-248.

[61] MANN S, BEEDIE C, JIMENEZ A. Differential effects of aerobic exercise, resistance training and combined exercise modalities on cholesterol and the lipid profile : review, synthesis and recommendations[J]. Sports Med, 2014, 44 : 211-221.

[62] MARON B J, CHAITMAN B R, ACKERMAN M J, et al. Recommendations for physical activity and recreational sports participation for young patients with genetic cardiovascular diseases[J]. Circulation, 2004(109) : 2807-2816.

[63] MARON B J, ZIPES D. 36th Bethesda Conference：eligibility recommendations for competitive athletes with cardiovascular abnormalities[J]. J Am Coll Cardiol, 2005, (45)：1312-1375.

[64] MORA S, COOK N, BURING J E, et al. Physical activity and reduced risk of cardiovascular events：potential mediating mechanisms[J]. Circulation, 2007, 116：2110-2118.

[65] MORRIS J N, HEADY J A, RAFFLE P A, et al. Coronary heart-disease and physical activity of work[J]. Lancet, 1953, 265：1111-1120.

[66] MURPHY D J. The biogenesis and functions of lipid bodies in animals, plants and microorganisms[J]. Prog Lipid Res, 2001, 40：325-438.

[67] National Heart Foundation of Australia. Physical activity in patients with cardiovascular disease：management algorithm and information for general practice[Z]. 2006.

[68] NIH. Retrieved Nov 19, 2018, [EB/OL] (2018) [2020.03]. https://www.niddk.nih.gov/health-information/weight-management/walking-step-right-direction.

[69] NISHIZAWA H. Musclin, a novel skeletal muscle-derived

secretory factor[J]. J Biol Chen, 2004, 279 : 19391-19395.

[70] NYSTORIAK, ARUNI BHATNAGER. Cardiovascular effects and benefits of exercise. matthew A[J]. Front Cardiovasc Med, 2018, 5 : 135.

[71] PATEL M B, MORANDI A, PANDHARIPANDE PP. What's new in post-ICU cognitive impairment?[J]. Intensive Care Med, 2015, 41(4) : 708-711.

[72] PEDERSEN B K. Anti-inflammatory effects of exercise : role in diabetes and cardiovascular disease[J]. European Journal of Clinical Investigation, 2017, 47(Suppl 3) : 600-611.

[73] PELLICCIA A, FAGARD R, BJORNSTAD H H, et al. Recommendations for competitive sports participation in athletes with cardiovascular disease[J]. Eur Heart J, 2005,(26) : 1422-1445.

[74] PERME C, CHANDRASHEKAR R. Early mobility and walking program for patients in intensive care units : creating a standard of care[J]. American journal of critical care : an official publication, American Association of Critical-Care Nurses, 2009, 18(3) : 212-221.

[75] PETER E M, MICHAEL J D, CLARK F, et al. Standardized rehabilitation and hospital length of stay among patients with acute respiratory failure a randomized clinical trial[J]. JAMA, 2016, 315(24)：2694-2702.

[76] PETER E, MORRIS, AMANDA G, et al. Early intensive care unit mobility therapy in the treatment of acute respiratory failure[J]. Crit Care Med, 2008, 36(8)：2238-2243.

[77] PIEPOLI M F, CONRAADS V, CORRA U, et al. Exercise training in heart failure：from theory to practice. A consensus document of the Heart Failure Association and the European Association for Cardiovascular Prevention and Rehabilitation[J]. European Journal of Heart Failure, 2011, 13(4)：347-357.

[78] POWELL K E, THOMPSON P D, CASPERSEN C J, et al. Physical activity and the incidence of coronary heart disease[J]. Annu Rev Public Health, 1987, 8：253-287.

[79] PUTTMANN M. Fast HPLC determination of serum free fatty acids in the picomole range[J]. Clin Chem, 1993, 39(5)：825-832.

[80] RASMUSSEN B B, WOLFE R R. Regulation of fatty

acid oxidation in skeletal muscle[J]. Annu Rev Nutr, 1999, 19∶463-484.

[81] REYNA S M. Elevated toll-like receptor 4 expression and signaling in muscle from insulin-resistant subjects[J]. Diabetes, 2008, 57(10)∶2595-2602.

[82] Scottish Intercollegiate Guidelines Network (SIGN). Management of obesity. A national clinical guideline[M]. Edinburgh (Scotland)∶Scottish Intercollegiate Guidelines Network (SIGN), 2010.

[83] SERON P, GAETE M, OLIVEROS M J, et al. Cost-Effectiveness of Exercise-Based Cardiac Rehabilitation in Chilean Patients Surviving Acute Coronary Syndrome[J]. J Cardiopulm Rehabil Prev, 2019, 39∶168-174.

[84] STUCKI G. International Classification Functioning. Disability and Healt (ICF)∶a promising framework and classification for rehabilitation medicine[J]. Am J Phys Med Rehabil, 2005, 84∶733-740.

[85] SWAN L, HILLIS W S. Exercise prescription in adults with congenital heart disease∶a long way to go[J]. Heart, 2000, 83(6)∶685-687.

[86] SZOSTAK J, LAURANT P. The forgotten face of regular

physical exercise：a 『natural』 antiatherogenic activity[J]. Clin Sci (Lond), 2011, 121：91-106.

[87] TARNOPOLSKY M A. Influence of endurance exercise training and sex on intramyocellular lipid and mitochondrial ultrastructure, substrate use, and mitochondrial enzyme activity[J]. American Journal of Physiology-Regulatory Integrative and Comparative Physiology, 2007, 292(3)：1271-1278.

[88] TAYLOR R S, BROWN A, EBRAHIM S, et al. Exercise based rehabilitation for patients with coronary heart disease：systematic review and meta-analysis of randomized controlled trials[J]. Am J Med, 2000, 116(10)：682-692.

[89] THOMAS D E, ELLIOTT E J, NAUGHTON G A. Exercise for type 2 diabetes mellitus[J]. Cochrane Database Syst Rev, 2006(3)：CD002968.

[90] TIPPING C J, HARROLD M, HOLLAND A, et al. The effects of active mobilization and rehabilitation in ICU on mortality and function：a systematic review[J]. Intensive Care Medicine, 2017, 43(2)：1-13.

[91] TOM G B, ANDREW M, NOELLA J S, et al. Physical

activity for people with cardiovascular disease : recommendations of the National Heart Foundation of Australia[J]. MJA, 2006, 184(2) : 71-75.

[92] VAN Loon L J C, GOODPASTER B H. Increased intramuscular lipid storage in the insulin-resistant and endurance-trained state[J]. Pflugers Archiv-European Journal of Physiology, 2006, 451(5) : 606-616.

[93] WEIWEI C, RUNLIN G, LISHENG L, et al. Outline of the report on cardiovascular diseases in China, 2014[J]. Eur Heart J Suppl, 2016, 18(2) : 12-25.

[94] WHELTON S P, CHIN A, XIN X, et al. Effect of aerobic exercise on blood pressure : a meta-analysis of randomized, controlled trials[J]. Ann Intern Med, 2002, 136 : 493-503.

[95] WILLIAM D S, MARK C P, ANNE S P, et al. Early physical and occupational therapy in mechanically ventilated, critically ill patients : a randomised controlled trial[J]. Lancet, 2009, 373 : 1874-1882.

[96] WINZER E B, WOITEK F, LINKE A. Physical activity in the prevention and treatment of coronary artery disease[J]. J Am Heart Assoc, 2018, 7(4) : e007725.

参考文献

[97] WISLOFF, STOYLEN A, LOENNECHEN JP, et al. Superior cardiovascular effect of aerobic interval training versus moderate continuous training in heart failure patients：a randomized study[J]. Circulation, 2007, 115(24)：3086-3094.

[98] WOLTERS AE, SLOOTER AJ, VAN DER KOOI A W, et al. Cognitive impairment after intensive care unit admission：a systematic review[J]. Intensive Care Med, 2013, 39(3)：376-386.

[99] World Health Organization. The World Health Report 2002. Reducing risks, promoting healthy life[R]. Geneva：WHO, 2000.

[100] XU S. Lipid droplet proteins and metabolic diseases[J]. BBA-Molecular Basis of Disease, 2018, 1864：1968-1983.

[101] YANG L. The proteomics of lipid droplets：structure, dynamics, and functions of the organelle conserved from bacteria to humans[J]. J Lipid Res, 2012, 53：1245-1253.

[102] YUNG LM, LAHER I, YAO X, et al. Exercise, vascular wall and cardiovascular diseases：an update (part 2)[J].

Sports Med, 2009, 39(1)：45-63.

[103] YUSUF S, HAWKEN S, OUNPUU S, et al. Effect of potentially modifiable risk factors associated with myocardial infarction in 52 countries (the INTERHEART study)：case-control study.[J]. Lancet, 2004, 364：937-952.

[104] ZHANG C, LIU P. The new face of the lipid droplet：lipid droplet proteins[J]. Proteomics, 2019, 19(10)：e1700223.

[105] ZHANG C. Bacterial lipid droplets bind to DNA via an intermediary protein that enhances survival under stress[J]. Nature communications, 2017, 8：15979.

[106] ZHENG X, ZHENG Y, MA J, et al. Effect of exercise-based cardiac rehabilitation on anxiety and depression in patients with myocardial infarction：A systematic review and meta-analysis[J]. Heart Lung, 2019, 48：1-7.

[107] ZHANG C, LIU P. The lipid droplet：A conserved cellular organelle[J]. Protein Cell, 2017, 8：796-800.

國家圖書館出版品預行編目資料

運動治心，心血管疾病自我修復新解方：心律不整、慢性心衰竭、下肢血管疾病……破解藥物與手術的治療盲點，運用科學運動重建心血管平衡 / 張紅超、陳霞 主編 .-- 第一版 .-- 臺北市：沐燁文化事業有限公司，2025.05
面；　公分
POD 版
原簡體版書題名：运动是最好的心药：心血管疾病运动治疗策略
ISBN 978-626-7708-26-2(平裝)
1.CST: 心血管疾病 2.CST: 運動療法
415.3　　　　　　　114006141

運動治心，心血管疾病自我修復新解方：心律不整、慢性心衰竭、下肢血管疾病……破解藥物與手術的治療盲點，運用科學運動重建心血管平衡

主　　編：張紅超、陳霞
發 行 人：黃振庭
出 版 者：沐燁文化事業有限公司
發 行 者：崧燁文化事業有限公司
E - m a i l：sonbookservice@gmail.com
粉 絲 頁：https://www.facebook.com/sonbookss/
網　　址：https://sonbook.net/
地　　址：台北市中正區重慶南路一段 61 號 8 樓
Rm. 815, 8F., No.61, Sec. 1, Chongqing S. Rd., Zhongzheng Dist., Taipei City 100, Taiwan
電　　話：(02) 2370-3310　傳　　真：(02) 2388-1990
印　　刷：京峯數位服務有限公司
律師顧問：廣華律師事務所 張珮琦律師

-版權聲明-

原著書名《运动是最好的心药──心血管疾病运动治疗策略》。本作品中文繁體字版由清華大學出版社有限公司授權台灣沐燁文化事業有限公司出版發行。
未經書面許可，不得複製、發行。

定　　價：420 元
發行日期：2025 年 05 月第一版
◎本書以 POD 印製